Ⓢ新潮新書

竹村文近

TAKEMURA Fumichika

はり100本

鍼灸で甦る身体

168

新潮社

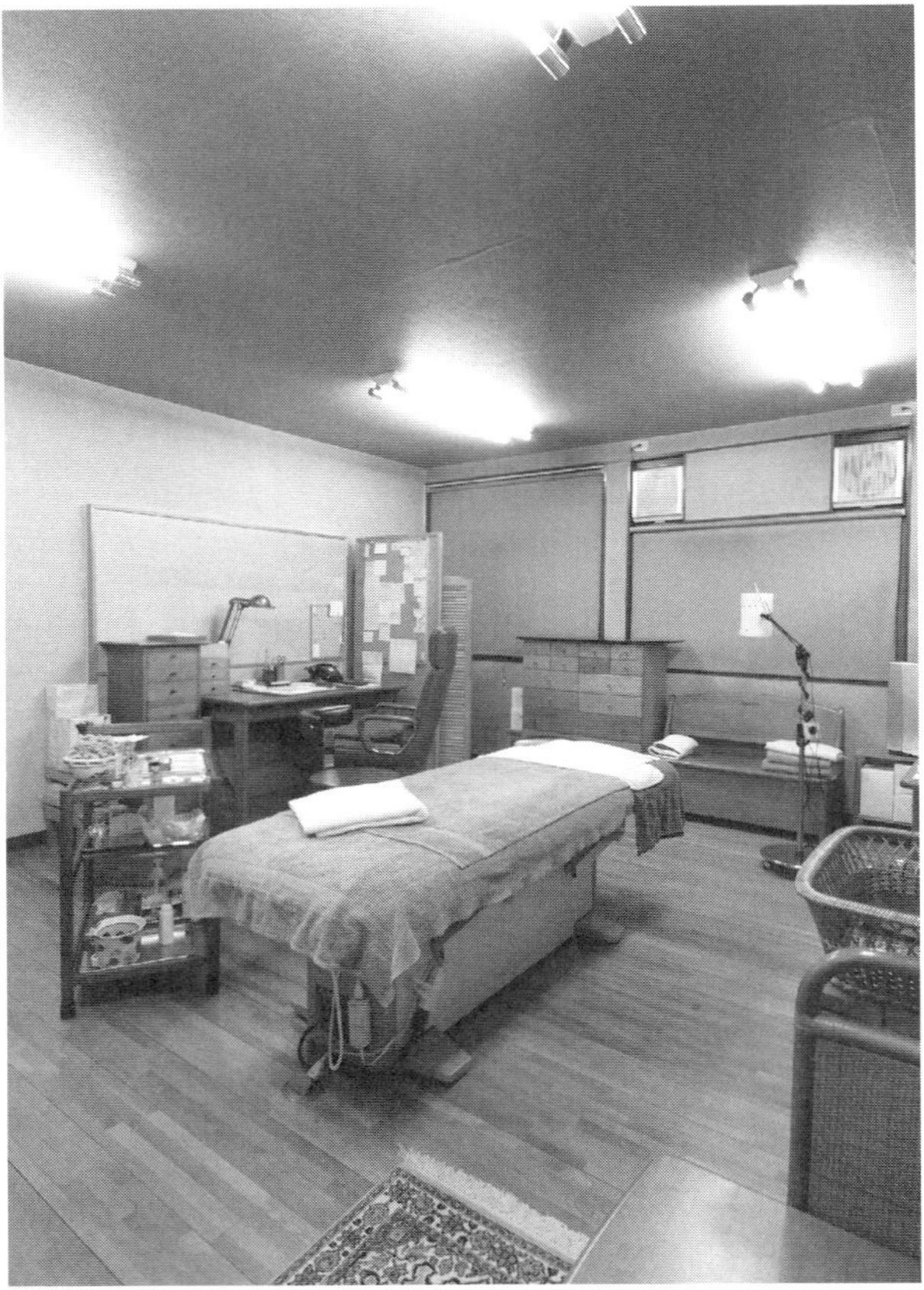

27年間、鍼灸治療を支えてきた、簡素で清潔な治療室

はじめに

たしかに、西洋医学というのは便利なものだと思う。ちょっとした風邪から癌《がん》まで、日進月歩の薬品や設備を駆使して、症状を抑え込み悪い部位を除去してくれる。現代の疾患のおよそ九割は、西洋医学によって解決できるのではないだろうか。

けれども、問題は残りの一割である。西洋医学が解決できない、残りの一割。

この一割というのは、単に「治らない病気が一割ある」というだけの意味ではない。症状を抑え込んだり、悪い部位を除去したりしても、解決しないことが一割ある、という意味をも含んでいる。

原因はわからないけど頭や腰が痛い、治療の効果が全く現れないというのは、その人の身体が、その症状や疾患を通して訴えているメッセージをしっかり受け止めることができていないということだ。メッセージは、身体が発する悲鳴や警告である。それをきちんと理解して、悲鳴や警告の原因、つまりおおもとの問題点を改善しなければ、いくら症状や疾患を抑え込んだところで、またいつか別の部位に別の症状や疾患が現れて、同じメッセージが身体から送られてくる。これが、なかなか解決できない残りの一割だ。

たとえば、腰痛。メスを入れて手術してしまえば、当座は楽になるケースが多いかもしれない。けれども、時間が経てば、腰の別の部分に問題が起きたり、膝や首といった別の部位に症状が現れたりする。それは、腰痛を通して身体が訴えているおおもとの問題点を解決していないからなのだ。

おおもとの問題点は、もちろん人によってさまざまである。内臓の疾患だったり、無理な生活習慣だったり、精神的なストレスだったり……。容易に改善できるものもあれば、その人の生き方そのものを問うようなものもあって、まさに千差万別だ。そのいちを判断するためのマニュアルなど、あるはずもない。

身体が発する言葉にならないメッセージをしっかりと受け止めるためには、その患者に適した、いわばオーダーメイドの治療が必要である。治療を受ける人と治療を行う人が、個性と個性、人格と人格を触れ合わせながら、お互いが本気になって力を合わせ、おおもとの問題点をつきとめてそれを根本的に解決しなければ、身体は決して甦《よみがえ》らない。

そういう治療を今の西洋医学に望むのはおそらく無理だろう。それができるのは、鍼《しん》灸《きゅう》をはじめとする東洋医学のほうではないだろうか。

時代の流れをながめてみても、東洋医学的なものへの注目や期待が高まっているように見える。高齢化が進み、複雑化する社会から受けるストレスが増大するなかで健康志向が深化し、

「薬品やサプリメントに頼らず、人間が本来持っている身体の活力を十分に生かしたい、引き出したい」

「ただ長く生きるのでなく、質のよい生き方をしたい」

等々、自分の力で自分の身体をケアしていきたい、という人々の願望が強く感じられるのである。

となれば、これからの時代、鍼灸が果たすべき役割はこれまで以上に重い。

鍼灸はいいものである。一定期間、本気できちんと治療を受けてもらえれば、きっとそのよさを実感していただける。それに鍼灸師は国家資格であるから、全国どこの治療院でも一定以上のレベルは満たしているはずで、極端な〝はずれ〟に当たってひどい目

に遭う心配もない。

関心がないと見過ごしがちだが、どこの町にも、どの駅の周辺にも、必ず一軒は鍼灸院が看板を掲げているものだ。本書を読んで鍼灸というものへの理解を少しでも深めてくれた読者が、今まで見過ごしていた鍼灸院の存在に気づき、

「一度、行ってみようか、鍼灸」

と思ってもらえればうれしいと、適任ではないことを自覚しつつ慣れない筆を思い切って執《と》った。

人間はなぜ病気になるのか。

そして、なぜ治るのか。

東洋医学的には、病気というものにはきちんと意味がある。病気はいわば、その人の暮らし方や考え方、あるいは生き方に対する、身体からの警告でありダメ出しなのである。

「そんな生き方をしていては、身体がダメになりますよ。あなたの人生がダメになりますよ」

病気をきっかけにして、そういう身体からのメッセージを聞き取らなければ、病気に

なった意味がない。

　そして、謙虚に反省し、直すべき点は直し、自力で身体を甦らせて、新しい自分に生まれ変わらなければならない。病気は、そうやって人生を軌道修正するためのチャンスなのである。

　こうした意味深い作業の手助けをするのが鍼灸だ。長い人生をよりよく生きるための伴侶として、多くの人にぜひ活用していただきたい。そんな願いを込めて、話を進めていこうと思う。

はり１００本——鍼灸で甦る身体●目次

第一章　こんなに危険な身体の「鬱」

鍼灸

SHINKYU

鍼応えのない現代人

自前の治療院を開いてかれこれ二十七年が経つ。延べ何千何万という人の身体に鍼《はり》を打ってきた。症例も、腰痛や肩凝《こ》りはもちろん、内臓の疾患から不妊・更年期などの婦人科疾患、そして骨折や捻挫といった外傷まで、ありとあらゆるものを手掛けてきたから、少々のことでは驚かない。

しかし、ここ数年、患者の身体の免疫力や自己治癒力、抵抗力があまりにも低下しているのには、正直ビックリしている。人間がもともと持っているはずの力や機能が非常に弱くなっている。鍼を打っていて、鍼から伝わる手応え、鍼応えからそう感じるのである。

本来なら、鍼という異物に対して、患者の身体から適度な抵抗が感じられなければならない。刺すときにも抜くときにも、鍼を通して、結合組織のナチュラルな力が伝わってこなければおかしい。結合組織とは、細胞と細胞の間を埋めるもので、皮膚、筋肉、内臓、骨などの各組織を保護したり強固にしたりするものだ。

最近の患者の身体は、まるで豆腐に鍼を刺すように、ぷすぷすと何の手応えもなく鍼が通ってしまう。あるいは、逆に、生ゴムのようにネチネチとした、きわめて不快な必要以上の抵抗感がある。

いずれも身体機能のレベルが低下していることの現れだと思う。これは、胃潰瘍や糖尿病、あるいは骨折というような器質的な個々の疾病《しっぺい》や怪我とはまったく違う、もっと根本的な、身体全体にかかわる問題だ。

こうした身体を、私は「鬱《うつ》の身体」と呼ぶ。精神に鬱があるように、身体にも鬱がある。気や血がうまく循環しないで滞《とどこお》ってしまい、生活をするうえで、また仕事をするうえで、身体が正常に機能していない状態である。

身体の鬱は、ストレートに鬱病に結びつくとは限らない。しかし、働くべき組織の動きが鈍く、内臓を保護する筋肉の活動が不十分で、臓器自体も機能しにくい状態であり、その結果、血の流れが緩慢になって代謝がスムーズに行われず、血液がドロドロになりやすい。きわめて不健康なコンディションである。

このように身体の組織が鬱になっている人が、ここ数年、非常に多いのである。

無理もない。異常とも思える高温多湿の気候、高度に発達した社会生活のストレス、といった過酷な外部環境に加え、運動不足、偏った食生活、不規則な睡眠などによって、身体自身の内部環境も悪化するばかりだ。うっかりしていれば、身体はじわじわと蝕《むしば》まれ、これという自覚症状もないままに鬱になってしまう。

身体が発するシグナル

腰が痛い、肩が凝る、胃がもたれる、酒の抜けが悪い、小便の出が悪い、女性なら生理が不順である、生理痛がひどい――これらの症状を訴える人の多くは、身体の鬱が原因なのだ。

そういう人の身体は、触れただけで、あるときには一目見ただけで、鬱だとわかる。お腹が硬く嫌なしこりがある、背中が張っている、身体がむくんでいる、肌の色艶《いろつや》が悪い、腰のあたりが横の縞《しま》状に黒ずんでいる、などの特徴があるからだ。

そして、実際に治療してみると、おしなべて腰の状態が大変悪い。特に、第五腰椎と仙腸関節、腰仙関節周辺が癒着していて柔軟性がなくなっているケースが非常に多い。本来、第五腰椎と仙腸関節は柔らかくつながっていてスムーズに動かなくてはならない。そこが固まって動かないと、その分、そこより上へ負担がかかってくる。（次頁図1参照）

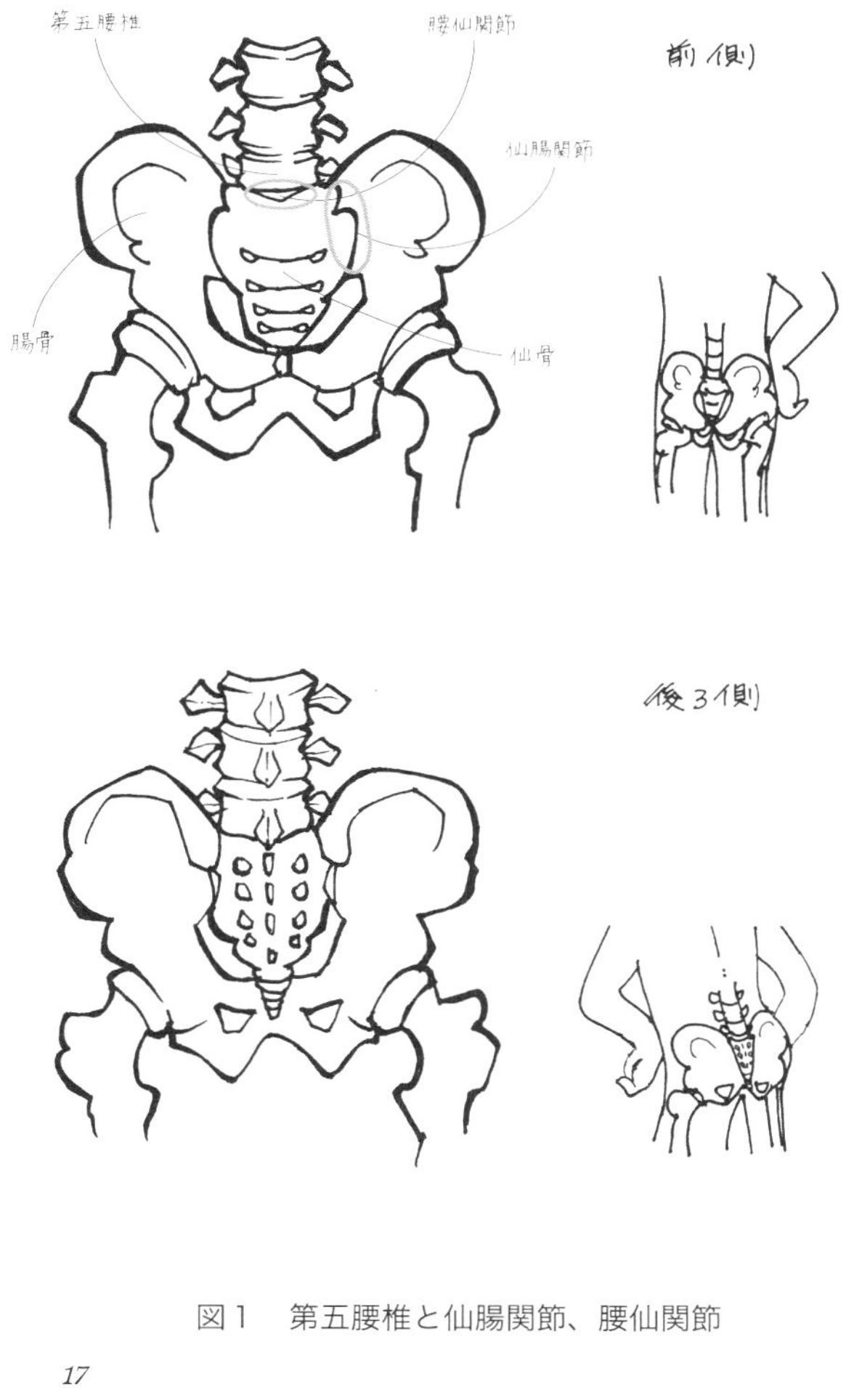

図１　第五腰椎と仙腸関節、腰仙関節

腰が悪いのをかばって背中にある胃倉《いそう》というツボのあたりが凝るようになり、それが限界に達するともっと上の背中が張り、肩や首筋が凝っていく。

こうして鬱は、腰から始まり、全身へと広がっていくのだ。

ところが、明確に腰の状態の悪さが現れているのにもかかわらず、問診の際、本人が訴えるのは腰痛でなく、内科的症状であることが珍しくない。悪くなり過ぎて腰部の感覚が半ば麻痺してしまい、鬱状態が身体全体へ広がってしまうと、こうなる。

痛みや凝り、痺《しび》れ、だるさは、身体が発するシグナルである。これ以上放っておくと大変なことになるぞ、という身体の悲鳴だ。それが本当に悪いところから発せられなくなっているのは、非常に危険な状態と言える。

逆説的な言い方になるが、今の世の中で二十四、五歳を過ぎたら、少々の腰痛はあって当たり前と思ってもいい。文明社会での現代人はそういう暮らしを余儀なくされている。

つまり、身体の鬱が腰痛となって現れているうちはまだまし、ということである。腰に多少の痛みを感じているくらいのほうが、頭はクリアで、肩凝りや頭痛もなく、気分もそう悪くないはずだ。これが、腰痛の自覚症状として出ないと、妙にいらいらしたり、気分がふさいだりといった具合に、メンタルなほうに出てしまうことが多い。

水はけの悪さと病

「鬱の身体」は、「水はけの悪い身体」と言い換えてもいい。尿の出が悪かったり、汗をあまりかかなかったりで、水分の代謝が悪く、いつもむくんでいる身体である。下腹部の血のバランスが悪いと、こういう身体になってしまう。

ご存じのように、尿も汗も、体内の老廃物を排出する役目を持っている。尿や汗が十分に出なければ、要らないものが体内に滞って、さまざまな不都合を引き起こすのは当然だ。人間の病は半分以上が水はけの悪さによって引き起こされる。

私の恩師である関卓郎先生は、こういった症状を、「水毒症」と言われていた。

私の治療法は、その関先生の治療法を踏襲したもので、その基本は、腎の機能を高めることによって、身体を水はけのよい状態にすることである。

鍼を刺し、灸をすえることによって、筋肉が緩《ゆる》み、筋線維が目覚め、腎臓をはじめとする内臓の運動機能が活発になって、尿の出がよくなり、血液もサラサラ状態になる。

具体的には、腎のツボに刺す鍼の深さを調整し、腰を緩める。すると、腹回りが柔らかくなり、腰と腹部のバランスがいい具合に整う。その結果、尿の出がよくなり、新陳代謝が活発に行われるようになり、気や血の流れが滞ることなく整って、人間が本来備えているはずの自己治癒力や抵抗力、免疫力などが呼び覚まされる。

そのための鍼を打っているつもりだ。

本当に打ちたい鍼は、たったの八本。みぞおちあたりのツボ中脘《ちゅうかん》に一本、ヘソの下あたりにある曲骨《きょくこつ》という尿の出をよくするツボに一本、そしてあとの六本は腰部にある腎のツボに刺す。腎臓の真裏あたりにある、左右の腎兪《じんゆ》、三焦兪《さんしょうゆ》、胃兪《いゆ》の深くにある硬結《こうけつ》(硬い塊《かたまり》)に突き当たり、ズーンと砕けるような手応えを感じるまで、鍼を刺すのである。

この八本を十分に深く刺すことが、私の治療のほとんどすべてと言ってもよい。

腎は身体の一番深いところにある、と関先生は言われていた。これが常に目覚めていなくてはならない。休むべきときは休み、活動すべきときは活発に動く、健康な腎でなければならない。

腎機能の悪い人には腰痛が多く見られる。腰に負担をかける仕事に就いている人や、下半身を冷やすような生活を送っている人は、注意が必要だ。

ちなみに、ここで言う腎とは、臓器としての腎臓だけではなく、鍼灸治療で言う経絡《けいらく》としての腎だ。東洋医学では陰陽五行説《いんようごぎょうせつ》が多く取り入れられており、それは漢方薬でも鍼灸でも例外ではない。ご存じのように陰陽五行説は、万物は陰・陽の二元の変化によって生育するとし、木《もく》・火《か》・土《ど》・金《ごん》・水《すい》の五元素の盛衰によって天文現象や人事をとらえるものである。私が四診《ししん》（問、視、触、聴）と共に参考にしている五行の色体表は、次頁の表1のようになる。

この表に従えば、腎は、水との関係が深く、膀胱《ぼうこう》の働きを司《つかさど》り、味なら塩辛さ、色なら黒との相互関係を持つ。

ということは、腎が悪いと身体の水はけが悪く、おしっこの出が悪くなってむくむ。腰の色が黒ずみ、痛みやだるさがでるのは必然のこととなる。

根本治療は、やはり内臓の働きを活発にさせるのが大切である。そのために、経絡上のツボを使う。経絡と内臓とは密接なつながりがあるのだ。

二百本以上、深く刺す

私が本当に打ちたい鍼は八本でも、実際には一人の患者に対して、少ない人でも百二、三十本、多い人になると二百本以上の鍼を打つ。打つ場所も、頭のてっぺんから足の先

五行	木	火	土	金	水
五臓	**肝**	**心**	**脾**	**肺**	**腎**
五腑	**胆**	**小腸**	**胃**	**大腸**	**膀胱**
五官	眼	舌	唇口	鼻	耳（二陰）
五充（主）	筋	血脉	肌肉	皮毛	骨
五華	爪	面色	唇（乳）	毛	髪
五季	春	夏	土用	秋	冬
五方	東	南	中央	西	北
五色	青	赤	黄	白	黒
五香	臊	焦	香	腥	腐
五味	**酸**	**苦**	**甘**	**辛**	**鹹**
五悪	風	熱	湿	寒	燥
五志	怒	笑喜	思（憂）	悲	恐（驚）
五神	魂	神	意（智）	魄	精志
五役	色	臭	味	声	液
五声	呼	音	歌	哭	呻
五音	**角（ア）**	**徴（エ）**	**宮（イ）**	**商（ウ）**	**羽（オ）**
五調子	双調	黄鐘	一越	平調	盤渉
五位	震	離	坤	兌	坎
五星	歳星	栄惑星	鎮星	太白星	辰星
生数	三	二	五	四	一
成数	八	七	十	九	六
五穀	麦	黍	粟稗	稲	豆
五畜	鶏（犬）	羊	牛	馬	豕
五菜	韮	薤	葵	葱	藿
五果	李	杏	棗	桃	栗
五兄弟	甲乙	丙丁	戊巳	庚辛	壬癸
五募	兪	経	合	井	栄
五親	水子	木子	火子	土子	金子
五液	涙	汗	涎	涕	唾

表1　五行の色体表（『最新鍼灸医学摘要』より）

まで、全身にわたる。

なぜかというと、腎のツボへ深く鍼を打ち、腹部の血を動かすのは、大きな刺激を与えることになるからだ。部分的に鍼を打つと、身体への影響力が大き過ぎる。

たとえば、心臓疾患を持つ人の肩凝りを治療する際、いきなり肩だけに鍼を刺すと、凝りが取れた後で血液が急激に心臓に流れ込み、発作を促してしまう危険性がある。

それで、打つべき八本の準備として、全身の各部位に鍼を刺すのである。全身のバランスを取るためには、百数十本から二百数十本の鍼を打つことがどうしても必要になる。関先生は「碁の布石のように鍼を刺せ」と厳しく言われていたものだ。

それに、鍼は、刺せば刺すほど、身体の抵抗力や自己免疫力を高めるものである。鍼という異物が侵入して組織を刺激すると、その部位の白血球や血小板等の数が増え、血液現象に好影響を与える。つまり、全身に鍼を刺せば全身の血が動き、全身の血が強くなるのである。

一人の患者に割く時間は三十分間。二百四、五十本の鍼を打つ患者のときでも、基本的にはこの枠内で収まるように治療を行う。治療となると一人の患者に費やせる時間は限られてしまうので、鍼の本数が多いからといって時間をオーバーするわけにはいかない。

鍼灸治療の経験がある人は、私の鍼を受けてビックリするようだ。たいていの治療院だと、こんなに多くの鍼を打つことはまずないからである。現在、最も一般的な施術法は、脈を診て、鍼を刺し、気を整える「経絡治療法」と言われるものだ。

不器用な私には、それができない。

ここかと思えばまたあちら、矢継ぎ早に繰り出される鍼を身体中に打たれて、ジャズピアニストの山下洋輔さんは、

「全身に風穴が開いたような感じ」

と言った。

そして、私の鍼は、深く刺すために、痛い。先端恐怖症でもある山下さんなどは、叫び声を上げ、冷や汗にまみれ、思い余ってときどき私をにらみつけるのだが、それでももう二十五年間、定期的にやって来て、診療台に横たわり〝まな板の上の鯉《こい》〟と化す。

それればかりか、具合の悪い仲間や知人を次々と連れてきては、

「どうだ。痛いだろ。ヒッヒヒッヒ。でも、効くんだぞ、この鍼は」

と得意がっている。

〝山下グループ〟もその他の患者も、私の治療院では、十五年を超えるような長い顧客が多い。

奥義も秘伝もない

患者が痛がるのがわかっていて、それでも深く刺すのは、べつに意地悪をしているわけではない。鍼を効かすためには、十分に深く刺さなければいけない。

人間の身体には、皮膚、筋肉、内臓、骨などの各組織を保護したり強固にしたりする結合組織がある。新陳代謝がうまく行われないと、この結合組織は、古雑巾のようにボロボロになってしまう。

そういう古くなった結合組織が悪さをする。たとえば、肩凝りなどは、筋肉と筋肉の間にある結合組織が老朽化して固まってしまった状態なのだ。

しかし、古くなった結合組織は、その部位を刺激してやると簡単に切れ、新しい結合組織が再生する。

そこで、細胞を活性化し、身体を甦らせるためにはまず、深い鍼によって古い結合組織をできるだけ多く切り、あるときはそぎ落として、ダムを決壊させる必要があるのだ。

そうして滞りを解消すれば、新しい組織の再生が自然と促されることになる。

とりわけ、近年増えている「身体の鬱」には、深い鍼が要る。少々の刺激では効かないほど、身体のレベルが低下しているからである。

私はチベットやアンデスを旅するのが好きで、現地の人々の身体にも鍼灸治療を施してきたが、刺し心地が素晴らしい。鍼を刺すと、ごつごつした不快でイヤな感じが微塵《みじん》もなくて、鍼から伝わってくる手応えがとても素直なのだ。そして、どんなに硬い凝りでも、取れやすく回復が早い。

生活がシンプルで、文明や電波、化学物質などに冒されておらず、よく歩く彼らの身体の組織には無駄がなく、ナチュラルなパワーを失っていない。このような身体なら、少々の刺激でも面白いように鍼が効くことを、以前、アンデスのマラソン選手を治療したときに深く感じたのである。

ところが、昨今の日本人のような鬱の身体だと、そうはいかない。刺激や衝撃への反応が、僻地《へきち》でナチュラルに暮らす人々の百分の一くらいしか返ってこない。いや、それ以下か。鈍感な身体には、あるときは荒療治でなければ通じないのである。

百本も二百本もの鍼を深く刺す私から見れば、たった数本の鍼で効果を出せる治療院がうらやましい。それで効果があるのなら、そのほうがいいに決まっている。多くの鍼を深く打つのは、打たれるほうも大変かもしれないが、打つほうも大変なのである。心身をすり減らす。

数年前までは、アトピーの患者を治療すれば私もアトピーになり、花粉症の患者を診れば花粉症をもらってしまっていた。不思議なもので、何かしらの症状を受けてしまうのだ。これでは身が持たないと思った私は、己の身体の機能と感覚を新鮮にするために、チベットやアンデスなどの高地を歩き、身体の組織を甦らせることを対策としている。

数本の鍼で済むような奥義をまだ窮《きわ》めていない私が、納得のいく治療を行うためには、何百本でも深い鍼を打ち、年に何度かはヒマラヤ・チベットやアンデスの高地を歩き続けなければならぬ。

そして、治療院を開いている限りは、そうした生活が続くものだと思っている。

「鍼灸には、奥義も秘伝もない。治療は技になってはいけないのだ」

私は、関先生からそう教えられた。

とにかく刺すのだ。気になるところには必ず刺す。指先一本でも楽になってもらうために、患者の身体が少しでも甦るように、手間隙《ひま》を惜しまず、誠心誠意、しっかりと、あるときは深く、刺す。

それが臨床家であると自覚している。

タモリさんの素晴らしいお腹

十七、八年前、タレントのタモリさんが私の治療院に熱心に通われていた。腰痛と疲れを感じられてのことである。
腰やお腹に鍼を当てると、自然と鍼が吸い込まれるようにしてスーッと入っていった。適度な手応えはあるのだが、それはとてもなめらかな感触であった。

「ストレスが溜まらないんですよ」

とご本人は言われたが、たしかにその身体からは憂鬱さなど微塵も感じられなかった。

特に素晴らしかったのは、健康体の見本のようなお腹だった。私は、赤ちゃんのお腹が健康なお腹のサンプルと思っているのだが、タモリさんのお腹は肌艶《はだつや》がよく、ふかふかでぽんぽこりん、マシュマロのような柔らかな弾力があり、赤ちゃんのような健康さに満ちていた。自己管理が上手でストレスを溜めない人のお腹であった。

ストレスが溜まっている人は、お腹が硬くなっているものだ。特に、みぞおちにある中脘《ちゅうかん》というツボのあたりに、ゴルフボール大の塊が感じられる。ここ数年は、そういう人が大変増えている。中脘への深鍼《ふかばり》は、人々の身体の変化に対応して、五〜六年前から刺すようになった〝とどめの一本〟である。

特注の金鍼を中脘にゆっくり刺すと、シャボン玉がパチンと割れるような鍼応えを感じ、

「あ、なんだか、楽になりました」

という患者の声を聞く。私の基本治療はそれで終了するのである。

患者がみんなタモリさんのようなお腹をしていたら、〝とどめの一本〟は不要になるだろう。

あの素晴らしいお腹とともに思い出すのは、タモリさんが司会をした『二十四時間テレビ』に呼ばれ、大きなカメラの前でタモリさんに鍼灸治療をしたことだ。その反響はものすごく、治療院の場所を公開したわけでもないのに、どうやって探し当てるのか、紹介も予約もなしにいきなり治療希望者が次々と押しかけてきたが、受け入れることができずにずいぶん迷惑をかけてしまった。

最近、タモリさんから電話をもらった。

「ぎっくり腰で身動きできない人がいるので、治療、お願いできますか」

と言う。大人気の芸人さん、ガレッジセールのゴリさんであった。

「あさってのリハーサルに身体が動かないと大変なことになるんです」

と私に説明しながら、ゴリさんは痛む腰をかばい時間をかけて靴下を脱ぎ、ズボンを脱いだ。雪の中のロケでパンツ一丁で走り回ってから腰がおかしくなったらしい。下半身の冷やしすぎはぎっくり腰になる典型的なパターンだ。

約三十分後、初体験だと言う鍼灸治療を終えた彼は、

「アレ？　エッ？」

と驚きの声を上げ、サッとズボンをはき靴下を履いた。

「腰が伸びます。すごく楽になりました」

翌日、タモリさんから電話があった。

「ありがとうございました。あまりにも劇的に効いたので、本人もビックリしてました。いきなりバック転してましたよ。ところで先生、もう一人、お願いできませんか？」

そして、腰痛に悩む『笑っていいとも！』のスタッフがやって来た。さらに、ロンドンブーツの亮さんが訪れ、笑福亭鶴瓶師匠が見えた。

タモリさんから紹介される患者さんたちは、人柄のよさが素直に身体に出ている。一《いち》期《ご》一会《いちえ》の鍼灸をする。

鍼灸の効果をよーく理解してくださっているタモリさんは、きっと身体のケアも精神面のコントロールも巧みにこなせる天才なのだ。

ところで、この話を二十年以上通院している横澤彪《たけし》さん（吉本興業相談役）にしたら、

「あいつら、オレの縄張りを荒らす気か」

と笑った。ご存じの通り、横澤さんは『笑っていいとも！』スタート時のプロデューサー、この長寿番組の生みの親である。

暗記力と血の滞り

著名人の例ばかり引いて恐縮だが、読者の皆さんにわかってもらいやすいと思うので、もう一人。女優の吉行和子さんは、子どもの頃から喘息《ぜんそく》に苦しみ、「喘息のプロ」を自認していたのだが、私の治療を二か月間受けたところ、五十年間患《わずら》っていたこの持病が完治し、現在も定期的に通院している。

吉行さんを治療していると、血の滞りの弊害が実感できる。

後頭部に盆《ぼん》の窪《くぼ》という部位があり、このツボを瘂門《あもん》といい、その両脇に天柱《てんちゅう》というツボがあるのだが、そこに鍼を打つと、淀んだ血がピューッと噴き出すことがあるのだ。

舞台が決まり、台本ができてくると、吉行さんの首筋はそのような状況になってくる。おそらく膨大なセリフを覚えなければならないからだろう。ときには丸一冊分暗記することもあるようだ。それも、ただ暗記するのではなく、一言ひとことの意味と役割を把握し、それにふさわしいように感情を込めるのだから、われわれの想像範囲を遥かに超えている。

吉行さんは、グチひとつこぼさず、弱音も吐かず、気丈夫にセリフに立ち向かってはいるが、首筋や肩背部《けんぱいぶ》の組織は率直に悲鳴を上げるのである。頭を使いすぎて行き詰まり、その場所の血の流れが滞って、身体全体が鬱状態に陥っているのに違いない。

こういうときは、全身に鍼を打ち、特に盆の窪の左側に、特別に作った二寸五分（約七五ミリ）の鍼の鍼体《しんたい》を六センチほど入れる。すると、パチンコ玉大の塊に当たり、鍼を抜くとドックリと血が噴き出てくる。

この治療後は、非常に頭が楽になり、セリフの覚えが驚異的によくなって、頭にしっかりと滲《し》み込んでいくのだそうだ。

どうやら盆の窪の左側の穴、天柱の奥には、暗記力をコントロールする何かがあるように思える。他にも何人かの俳優さんに、私はこれと同じ治療を行い、同じ感想を得ている。

このように、仕事によってそれぞれ特有のストレスのたまり方があるが、ストレスがたまりやすい人は、血が滞り、体が鬱になりやすい。生活のリズムに気をつけ、十分に汗をかく工夫をして身体の水はけをよくし、気分転換を図って、鬱を吹き飛ばしてほしい。

少子化も解決できる？

治療院の周辺をちょっと散歩すれば、多くの若者を観察することができる。最近の女性のいでたちはすごい。素足にサンダル履き、ノースリーブで、ヘソは出すわ、尻は半分出てるわ、あそこまで肌を露出していいのだろうか。

そのうえ、片手に持ったペットボトルから冷たい飲み物を随時補給しているのだから、身体が冷えないはずがない。

もちろん男だって身体を冷やしていいことはないが、女性の場合、生理不順や不妊に直結する冷えは禁物である。婦人科疾患も、「身体の鬱」が引き起こす症状と言っていい。下半身が冷えて血行が悪くなり、子宮が冷えて子宮の環境やホルモンのバランスが崩れ、不都合が起こっている、と考えられる。

若い女の子がこんなに平気で身体を冷やしていては、不妊症が増えるのは当たり前だ。もちろん、子どもが欲しくなくて作らない女性も多いだろうが、欲しいのにできない、不妊に悩む女性も増えているのである。

不妊などの婦人科疾患に悩む人は、おしなべて下半身や足が冷たい。足の指先を触ると、氷のようにひんやりと冷たいのだ。女性が妊娠するためには、状態のよい腰と、硬くなく弾力のある下腹部が必要だが、やはり何よりもまず下半身の冷えを改善しなければならない。

冷え性を和らげるには、足の内側にある三陰交《さんいんこう》という婦人科疾患の代表的なツボを使う。このツボは男女生殖器系の疾患に効能があり、生理痛、生理不順、尿道炎、不感症、インポテンツなどに効く。

治療ではもちろん、腰への鍼も併用する。まず、腰に長い鍼を六本打った後、三寸(約一一〇ミリ)の鍼を腰に刺したままにし、その鍼の頭に艾《もぐさ》を置いて火をつける。鍼の頭の上でお灸を焚《た》くわけで、これを灸頭鍼《きゅうとうしん》と言う。

このとき、腰へ施すのと同様にして、三陰交にも灸頭鍼を併用するのである。三陰交には、二寸五分（約九三ミリ）の鍼を使用する。灸頭鍼は大変熱伝導が良いので、これを二〜三回繰り返すと、身体の内部まで温まり、治療前は氷のように冷たかった足の指先が、治療後には人肌の温かさに変わっている。

効果はてきめんである。排卵がうまくいってくる、生理が定期的にくる、冷え性が治る、イライラするのが治る。生理がかなり遅れていたのが、治療直後、「きちゃいました」とトイレへ行く人さえいる。

しかし、なかにはこれだけではまだ身体が温まりきらない人もいて、そういう重症の患者には、一番強烈な足底鍼《そくていしん》という治療を施す。内からと外からの両側からまるでうなぎの蒲焼のように、足の裏に六本の鍼を串刺しにする荒療治で、これはかなり痛い。

なおかつ、足底の湧泉《ゆうせん》というツボに二寸五分の鍼で灸頭鍼を行うとよい。

痛い代わりに、効き目も凄い。不妊の患者を本格的に診るようになったここ七、八年の間に、何年も子供ができず悩んでいた女性で、この治療を数か月受け続けた後、懐妊し出産したというケースは数多い。

患者はもちろん、私自身も、鍼灸の婦人科疾患への効力の大きさにいささか驚いているのだが、一方では、身体さえ整っていれば当たり前のことだという思いも強いのである。

歩きのための歩きを

腰痛、五十肩、膝などの関節痛、腱鞘炎《けんしょうえん》、婦人科病、内臓の疾患、そして鬱病などの精神的な病……私の治療院を訪れるさまざまな症状の患者を診るにつけ、ここ数年で私はある確信を持つに至った。

ほとんどの症状のおおもとは、「身体の鬱」にある、と。

具体的な疾患が腰に出ようが内臓に出ようが、もともとそれを引き起こす原因は、水はけが悪く、気や血が滞ってしまい、うまく循環しない状況に陥ることにある。それで身体が本来持っている抵抗力や免疫力が十分に働かず、体調が悪くなってしまう。

これを改善するには鍼を打つしかない。そう考えて、私は一日に十人を超える患者に、合計千本以上もの鍼を打っているわけだが、言うまでもなく、身体が鬱にならないような生活を送ることが望ましい。

では、どうすれば身体を鬱にしないですむか。

まず、とにもかくにも身体を冷やさないことである。過度の冷房は控え、飲み物もなるべく温かいものや常温のものにする。冷たいものの飲み過ぎは禁物だ。服装にも注意しよう。靴下や下穿《したば》きは夏でもきちんと身につけ、とりわけ下半身を冷やさないことを心がけたい。身体の鬱は、足や腰といった下半身の冷えが主要な原因となるのである。

そして、冬場でもできる限り汗をかき、新陳代謝を高める工夫をしてほしい。運動まではいかなくても、暖かい服装をして毎朝三十分もウォーキングすれば、汗ばむはずだ。夏は黙っていても汗をかくから、と安心してはいけない。自然に汗をかく季節には、着替えを頻繁にして、汗が出やすい環境を作ることである。

また、この時代に難しいかもしれないが、ストレスを溜めないことも大切になる。何か熱中できる趣味を持って効果的に気分転換するなど、とにかく嫌な気分を内に抱え込むことなく、外に向かって発散したい。

うまく発散できているかどうか、ひとつの目安になるのは、声の出方である。体調がよくないときはやはり、声に張りがなく、沈んだ口調になってしまうものだ。

治療の後では、患者は、はっきりと声のトーンが変わる。単に声の大きい小さいではなく、発声されるトーンから感じられる声の張りやなめらかさ、力強さが変わってくるのだ。

そこに着目して、気が滅入ってるなと自覚したら、意識的に腹の底からしっかりと声を出してみるといいかもしれない。それも発散のひとつではないだろうか。

さらに、最も基本的で効果的な〝鬱対策〟として、歩くことをお勧めする。それも、仕事の忙しさにまぎれてせかせか歩くのではなく、歩きのための歩きをしてもらいたいのだ。

とはいえ、初めは、脹《ふく》ら脛《はぎ》や太股《ふともも》などに筋肉痛が出るが、そこで挫折をせず、一日二、三十分でもよいから、週三回、または、一日おきに歩くことを続けることをお勧めする。歩き方は、好きな方法でよいと思う。正面を見すえるような位置に頭を上げ、息をはくなり、吸うなり、呼吸をしっかりと意識できるマイペースの歩幅で歩き続けると、いつの間にか、自分の歩き方になり、歩くこと自体を目的とした歩きを楽しめるようになると、膝や足首にも空気が通った感じがする。

足裏にはいっぱいツボがある。歩けば歩くほど、自然にツボが刺激され、腰を中心に身体がいい環境になっていく。特に、頭もクリアになる。

歩くという行為をもっともっと重く見ていただきたい。私は山歩きをするようになって気づいたのだが、街を歩いている人々はみな、せいぜい五メートル先しか見ておらず、周囲などほとんど見ていない。私もそうだった。

しかし、高尾山を定期的に歩くようになってから、自然と遠くに目が行き、樹木の色や咲く花の変化など、四季の変化に気づくようになった。すると面白いもので、街に帰っても意識が広がった感じで、ふだんの生活の中でものごとをよく見られるようになり、診療の場でも人の身体の全体をいち早く診ることができるようになった。

手足は脳の一部なのだと私は思う。手足をしっかりと動かして歩くことで脳が刺激されてクリアになる。そして、クリアになった脳の指令がダイレクトに手足につながるようになる。

そういう身体になれば、五臓六腑《ごぞうろっぷ》の機能も停滞することなどないのである。

できれば休日を利用して、自然のクッションがある土の上をみっちり歩いていただきたいが、それがかなわないなら、せめて勤めへの往復に一駅手前で降りるなどして、歩くことを目的とした歩きをぜひ試してほしいものだ。

第二章　健康な身体にツボはない

しんきゅう

ACUPUNTURA

十四経絡なんて知らなくていい！

人体には、「気」と「血」の運行通路である十四本の経絡があり、その上には三百以上のツボがあるとされている（図2）。鍼灸師を養成する専門学校へ通うと、そう教えられるはずだ。

鍼灸治療は、その経絡上のツボを使い、疾病を治癒に導く。

しかし、私は「健康な身体にツボはない」と考えている。身体に異変が起きたときに、その症状によって血や気が滞り、その結果、ツボが現れてくるのではないか。

図2でわかるように、三百以上あるというツボは、非常に厳密に「点」として示されているわけだが、機械の部品とは全く違い、実際の人間の身体はこの概念通りではない。サイトウさんとキムラさんではツボの位置は同じではないし、同じ人でも体調によっては位置が微妙にずれるものだ。

私が後輩たちに指導するときは、直接身体の部位を示し、そのあたりのツボをあげて、たとえば「だいたい天枢《てんすう》のあたり」という具合にアバウトな表現しかしない。ツボが決

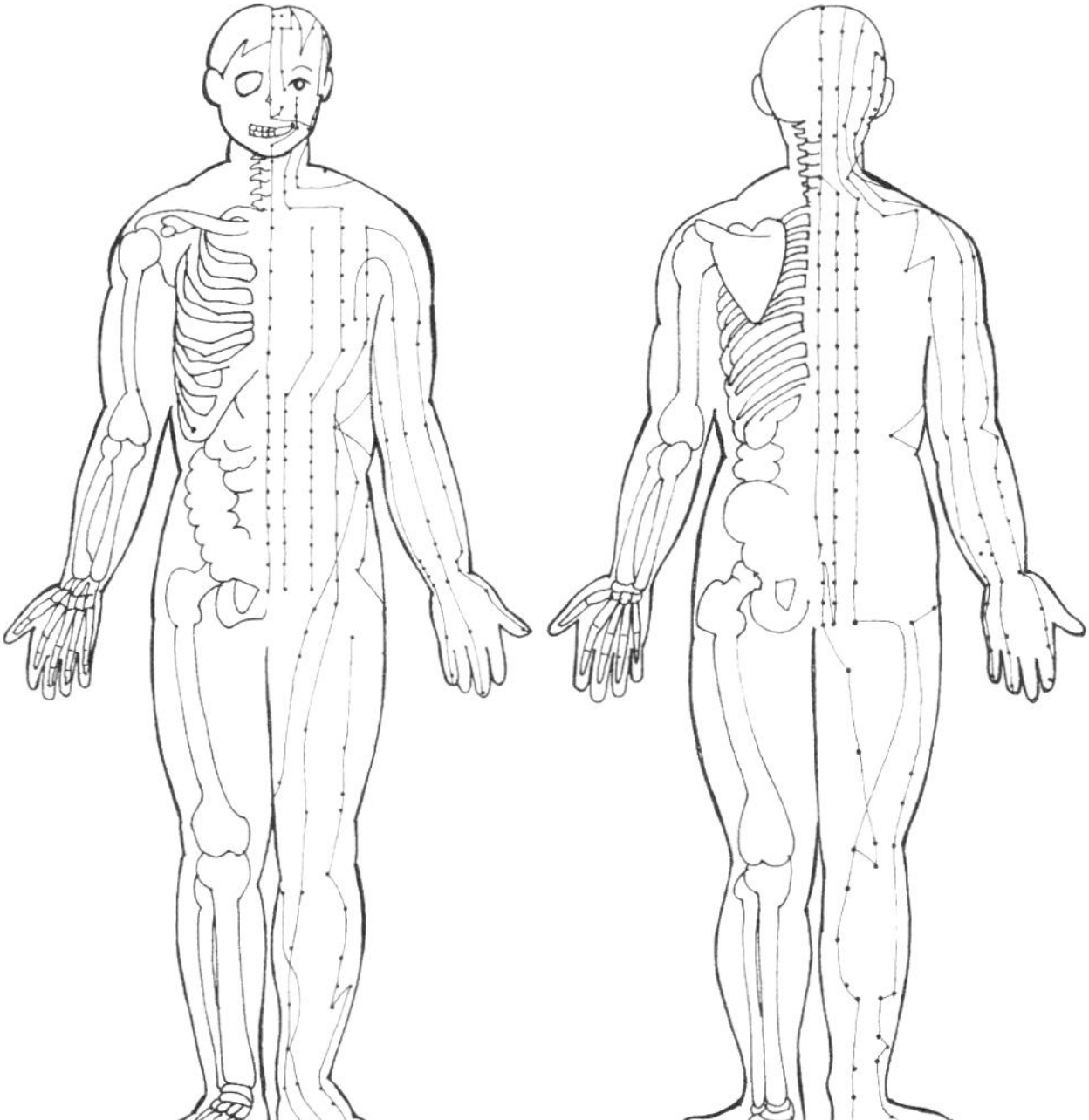

図２　ツボと経絡

まりきった一点にある、と誤解されたくないからだ。

私が普段治療に使うツボは、せいぜい三十程度でことがたりる（九四頁の図4）。極論すれば、手に目さえついていれば、ツボなんて覚える必要はないのである。ツボの名称を何百覚えようが無意味であり、どこに鍼を打てばいいかは、暗記した人体図で決めるのでもない。

もちろん、鍼灸師の免許を取るためには、最低限覚えておくべき経絡やツボ名がある。しかし、臨床となるとまた話は別である。

三百ものツボには、ウン千年の中国鍼灸の歴史により研究されてきた深い意味がそれぞれあるのだろうが、少なくとも私の治療には詳しいツボ名など必要ない。

診療台に横たわった身体を見て、触って、治療すべき部位が感覚的にわかれば、それでいいのである。手さえできていれば、自然と経絡に沿って筋肉や皮膚を触診しているはずなのだ。

私が関先生に師事したとき、最初に受けた教えは、

「まず十年間は、按摩《あんま》をみっちり勉強することだ。揉《も》んで揉んで揉み抜きなさい。そうすると、手に目がついてくる。そうでないと鍼は刺せない。手に目がつくと、鍼を刺す

べきところで自然に手が止まるようになる。解剖学や鍼灸理論といった机上の学問などしなくてよい」

ということだった。徹底的に按摩・マッサージを習得することで、人体の仕組みを実践的に学べ、という意味である。

ちなみに、按摩、マッサージ、指圧の定義とは、按摩は遠心性のもので、着衣のまま全身に施して、疲労回復や健康管理を目的としている。マッサージは求心性のもので、肌に直接行って心臓に血液を送ることを目的にしている。指圧は体表の一定部位を押圧し生体の変調を矯正し健康の維持増進をはかり、または特定の疾病治癒に寄与する施術である。

按摩が全身なのに対して、マッサージは局所的、部分的治療が中心になっていて、例えば、スポーツのあとの筋肉疲労や関節炎などに行うものなのだ。

つまり、もっと簡単に言うと、按摩は揉む、マッサージはさする、指圧は押す、ということである。

刺鍼《ししん》する部位にピタリと手が止まりリズミカルに鍼を刺す関先生の姿を常にイメージし、ありとあらゆるものに触れ、物の感触を確かめるべく、必死で按摩に集中した。

会う人、会う人、片っ端からどこでもいいから揉ませてもらった。

身体に触れると、鍼を刺すべき場所に自然と手が止まるようになったのが、いつ頃のことだったか記憶にない。少しは指先に目がついたのであろうか？

いま、私は三十分間の治療時間内で二百本近い鍼を刺す。それだけ素早く鍼を刺せるのも、按摩のおかげなのだ。按摩をこなし続けると、必然的に手が気になるところに止まるようになる。そして、手の止まったところは、患者が訴える疾患のツボと一致するようになるのである。

「ここに打て！」と自分の手のひらが命じたところに、とにかくひたすら鍼を打つ。頭では考えていない。三百のツボがどうした、十四の経絡がこうした、なんてことは微塵も考えていない。

実際の臨床では、あれこれと頭だけで考えていたのでは鍼は刺せない。そして、教科書に書いてあるツボなどとは違う世界がそこにはある。

〝痛い鍼〟と〝痛くない鍼〟

「私の鍼は痛いですよ。それでも私の治療を受けますか？」

患者の紹介で初診の人を受けるにあたって、私は必ずこう確かめる。患者本人に本気で治療を受けよう、という気持ちがなければ、効果が上がるはずはない。それは西洋医学でも同じはずである。最も重要なのは、本気で身体を治そうという患者の覚悟なのである。

その覚悟があるかどうかを私は確かめたいのだ。

「ちょっと試しに受けてみよう」

というような〝冷やかし〟ならお断りである。いくら親しく信頼している人の紹介でも、電話でお話ししてみて、治療としての信頼関係が結べそうもない方は治療を引き受けないことにしている。

さて、「痛いですよ」という予告は、別に脅かしではない。本当に痛いのである。私は約七〜一一センチの鍼を目いっぱい、つまり、皮膚下五センチ、あるときは一〇センチにまで打ち込むのだ。効果的な鍼を打つためには、身体の奥深くにまで鍼を入れることが必要である。

痛いときもあるが、その刺激が、眠っている組織を目覚めさせるのである。眠り込み、鬱になっている身体を目覚めさせるためには、身体の奥深くを刺激する〝痛い鍼〟が必要だ。眠りが浅ければ声をかけるだけで起きるだろうが、ぐっすり眠り込んでいる人は身体を揺さぶってやらなければ起きない。それと同じ理屈である。

鍼の痛みは人によって異なる。筋肉が硬くなっていたり、線維が複雑に癒着していたりする部分に鍼を通すのだから、さまざまな痛みが生じる。

たとえば腰痛の場合、既にふれたように、一番多いのは、第五腰椎と仙腸関節、腰仙関節の周りが癒着しているケースだが、ここになんとしてでも鍼を刺す。本来、第五腰椎と腰仙関節の間にはクッションがあって、そのおかげで腰がスムーズに動く。ところが、ここが癒着しているために関節としての役目を果たさず、動きが制限されてしまい、その周辺の筋肉が固まりやすくなり、動かすと痛みを感じる。だから、鍼を打って結合組織を切り、癒着を解いて、動きやすい環境を作ってやればいい。

鍼を受けた瞬間は痛いが、治療後は第五腰椎と仙腸関節周辺のバランスがよくなり、腰痛が治まるのである。

治療を受けた経験がない人は、鍼と聞くとすぐに注射を想像してしまうかもしれないが、鍼灸治療の鍼は注射針とはまるで別物だし、その痛みの種類も全然違う。人によっても痛みの感じ方はいろいろだ。

五〜六センチの鍼を使用した場合、単純にチクリという皮膚感覚の痛みを感じる人もいれば、心地よいという人もいる。また、一〇センチの長くて太い鍼を使い、硬い筋肉にしっかり刺したときでも、ずっしりとした痛みを感じる人、これが気持ちいいという人、イタ気持ちいいという人と、反応は実にさまざまなのだ。

〃イタ気持ちいい〃というのは、凝った肩を指圧されるときに感じる感覚と似ているかもしれない。凝りが内部から分解し、溶けていくような気持ちになっていく感覚とでも言うのか。

痛みとは別に、鍼の〃響き〃というのもある。鍼を受けた瞬間に、ビッビッと足先まで電流が走ったような響きを感じるのだ。教科書風にいえば、ツボへの刺激が経絡を通って身体中に伝わっているために起きる現象であるようだ。

痛みも響きも、その感じ方は人それぞれであり、痛みや響きに強い人と弱い人がいる。総じて女性のほうが痛みに強い。鍼を刺すと、女性と男性とでは脂肪の質が微妙に違うような鍼応えを感じる。刺鍼時の皮膚感覚が異なるのは、脂肪の違いからくるものであると思う。女性が鈍感で、男性が敏感であると言っているのではない。

そして痛みに弱い人のほうが少ない鍼で筋肉が緩む。筋肉の感受性というか反応が強いのである。

また、同じ人でも、何度か治療を受け、お互いの信頼関係が出来てくると、痛みを受け入れられるようになり、鍼を受け入れる身体になってくる。

痛い痛いと騒がなくても、痛がっているとか怖がっているとかは、身体の反応でわかる。鍼を嫌がっている身体は、痛みを感じやすいのもまた事実である。びくびくしていると、ちょっとした刺激に対しても敏感に反応するものだ。

この時は、施術者の手が大切で、鍼の受け入れを良くするように、手を当てて落ち着かせるのだ。

鍼を素直に受け入れる身体の人は、性格も素直でおおらかなことが多く、そういう人には格段と鍼は効く。逆に、猜疑《さいぎ》心が強く、物事を斜めから見る性質の人や、自己主張が強く、権利主義の傲慢《ごうまん》な人間は、少なくとも私の鍼とは相性が悪い。

必要な〝副作用〟

痛くなかった腰が痛み出す。突然、足がつる。お腹が痛くなって夜眠れない。

私の治療を受けると、その帰り道や帰宅後にそうした〝副作用〟が現れることがある。

これは想定内のことだ。それだけの効力のある鍼を打っているのである。鬱になった身体を芯から目覚めさせるために、効果的な刺激を与えた結果だ。滞っていたものが動き始め、身体の組織が正常に機能し始めた証拠である。

しかし、患者にしてみれば、ビックリするだろう。

「鍼を打ったら、かえって身体がおかしくなった」

と不信感を持ち、二度と治療を受けに来なくなるかもしれない。せっかく身体が目覚め始め、あと何度か通えば、すっかりよくなるはずなのに。

こうした事態を招かないために、治療にあたっては、言葉を尽くすことが大切だ。

「身体がよくなるための最初の段階として、一時的に体調が悪化するかもしれませんが、心配要りませんよ。もしそうなったら、熱い風呂にゆっくりつかれば、鍼の効果が増して身体がこなれますから大丈夫です。それでもおかしかったら、どんなに深夜でもかまわないから、電話してください」

あらかじめそう告げて、そのような状況が起きても不安を抱いたりあわてたりしないよう、患者に説明する。もし副作用が出ても、それは治療の失敗ではなく、自分の治療の一段階なのだ、と患者に理解してもらうことが大切なのである。そのことが、患者と信頼関係を築くことになり、治療効果も高まるのである。

このように副作用を恐れずしっかりと鍼を打つことは、肉体的にも精神的にも凝り固まっている現代人の身体の組織を目覚めさせるために必要なことだ。

身体を壊して、組み立て直す

強い鍼で、一度身体をバラバラにする。そして、修復してから身体を組み立て直す。それが私の治療だ。

人間の身体にはバランスというものがある。コンディションが悪ければ悪いなりに、まがりなりにもバランスをとって、日々活動しているわけだ。たとえば腰が悪ければ、腰の負担を軽減すべく、背中や肩が負担を引き受けるだろうし、肝臓の具合が悪ければ、他の臓器がそれを補う働きをしてくれるだろう。

身体のどこかに血や気の滞りがあっても、その滞りを前提としたバランスを身体は作り出す。人体の素晴らしいシステムだが、このまがりなりのバランスでなんとか毎日をしのいでいるうちに、身体はどんどんこじれていく。

だから、正常に機能する健全な身体を取り戻すためには、このこじれたバランスを、あえてぶっ壊してやらなければならない。それが「身体をバラバラにする」という言葉の意味である。

バラバラにして、滞りを前提としない、まっさらな身体にいったん戻す。悪いところははっきり悪いと感じることができる身体に戻す。「まがりなりにもバランスをとっている」状態から、こじれのない「ニュートラルなアンバランス」とも言うべき状態に、身体を分解してしまうのである。

全身の基本穴に鍼を刺すと、体感温度が上昇し、脂肪が分解を始め、筋肉が緩み、血行がよくなって毛穴が開く。人それぞれに異なる緊張している部分や硬い部分がほぐれてくる。この刺鍼の目的はあくまでも全身調整のためであるから、治療の過程では緩んだところとそうでないところがはっきりと見受けられる。また、潜んでいた疾患も現れてくる。そのような修復過程で、身体の表と裏、上と下でのバランスがとれなくなり、身体がバラバラになっていく。

当然、不都合が出てくるはずだ。風邪をひきやすくなる。悪すぎて感覚が麻痺していた腰が痛みを感じるようになる。黙々と腰をかばっていた肩や背中が悲鳴を上げる。滞りがあって正常な機能を果たせない、と臓器が騒ぎ出す。

分解されて、バランスを気にしなくなったそれぞれの装置が、明確に自己主張を始める。身体の細胞一つひとつが目覚め始めた合図だ。

こうなったらしめたもの。本当に悪い部分を集中的に攻めていけばいい。素直になっている身体は、鍼の力をそのまま受け入れて、改善に向かうはずである。これが「組み立て直す」という言葉の意味だ。

私は、新しい患者に対して、通常、週に一度、三か月間の治療をひとつの目安とする。この間でほとんどの人は身体が変わる。早い人なら一回か二回、遅い人でも三か月で、いったん身体が壊れてくれる。

風邪などひいたことがなかったのに熱が出て寝込んだ、薬で抑えていたアトピーが一気に吹き出してきた、なんとなく気分が優れない程度だったのが気が滅入るようになった……いずれも、ダムが崩壊するようにして〝こじれたバランス〟が崩れ、滞っていたものが動き始めたせいであり、改善に向かうための第一歩だ。

このときにも、言葉の力が大切である。

「そろそろ、身体のバランスが崩れてくる頃でしょう。一時的にコンディションが悪くなるかもしれない。でも、大丈夫ですよ。そうなったら、逆に、組み立て直すのも早いですから」

現状と今後の見通しを的確に説明しておけば、いったんバランスが崩れても患者はあわてないですむ。

壊れた身体を再構築する鍼は、壊す鍼とは微妙に違う。肌の色艶《いろつや》や、骨盤の歪《ゆが》み方、背筋の具合、足の開く角度などをチェックし、食べ物や服装の色合いに変化がないかなども確かめ、身体がどう変わってきたかを把握したうえで、鍼の種類を変えたり、左よりも右側に強く鍼を打ったり、今まで打たなかった部分に打ったりと、刺激の強弱や刺す場所を調節していく。

腰痛なら腰痛、肩凝りなら肩凝りという、単に表面に現れている症状が改善したからといって、それでその患者の身体がよくなったとは限らない。その原因になっているおおもとの滞りを解消するためには、この「壊してから組み立て直す」治療法が効果的なのである。

歪みは直さなくていい

滞りは解消しなければならない。

しかし、身体の歪みについては、無理に矯正しなくていい。というよりも、矯正したってすぐにまた歪んでしまうのだから意味がない、と私は思う。

「背骨が歪んでますね。これを直さないとね」

整体などに行ってこう言われ、自分だけ背骨が歪んでいるのかと思ってしまう人もいるかもしれないが、だれでも歪んでいるのだ。二十代だろうが三十代だろうが歪んでいる。利き腕がどちらであるか、職業は何か、趣味やスポーツでどんな身体の使い方をしているかで、歪み方は違ってくるが、歪んでいない人などまずいない。

歪みは、その人の生きてきた歴史だ、とさえ言える。

教科書の人体図では背骨がまっすぐだからと、これを直そうとしたらどうなるか。間違いなく生活がしにくくなる。その人の生活に合うように歪んでいるものを、いきなり無理にまっすぐにしようとするのは、実にナンセンスな試みである。

そうではなく、必然としてできた歪みを受け入れ、その中で正常に機能する身体を作り上げるのが、治療の役目だと私は考える。

右利きの美容師に「身体が歪むから左側をもっと使ってください」と言ってもしようがない。タクシードライバーに「一日中座っているから腰が悪くなる。もっと運動しなさい」と言ったってどうにもならない。

その人が生きている環境や職種の中でどうやって健康を確保していくか、そのために鍼灸があるのだ。

腰痛症の患者への定番のアドバイスのひとつに「うつ伏せ厳禁」があるが、ある作家は治療台に横たわりながら私にこう言った。

「うつ伏せにならないと、集中力が高まらないし、想像力が膨《ふく》らまないのです。私は、うつ伏せにならないと書けません」

彼には、うつ伏せでいい作品を書き上げてもらうしかないではないか。その結果、ダメになった腰を修復し、またうつ伏せになれるようにする。それも鍼灸の仕事なのだと思う。

人の身体には、面白いように職業への打ち込みようが刻まれている。その人の生きてきた過程が、まるで地図のようにして、身体のあちこちにしっかりと描かれている。

カメラマンの手首、女優の首筋、ピアニストの腰、ダンサーの足首。手根骨《しゅこんこつ》がつぶれて手首から骨が飛び出しているボクサー、鍼が通らないほど頭皮が硬くなってしまった作家、眼圧の異常に高い画家。

それぞれの環境に負けず、フルにパワーを発揮できる身体を維持管理するために、鍼灸治療はいつもオーダーメイドであるべきだろう。

鍼はメディアである

横澤彪さんが面白いことを言った。

「鍼って、メディアなんですね。長いこと竹村先生の治療を受けていて、それがわかりました」

さすがは名プロデューサーだ。患者である横澤さんと、施術者である私がいて、二人の間をコミュニケートしてくれるのが鍼なのだという。

「一本一本の鍼が、竹村先生のその日の気持ちをよく伝えてくれる。一度、鍼が非常に弱々しくて、今日はおかしいな、全然痛くないぞ、と思っていたら、『実はおふくろが死んだんですよ』とポツリと言われた。なるほど、鍼は気持ちで打つものなんだなあ、としみじみ思いましたね」

横澤さんのご指摘通り、鍼は実に雄弁に心身の状態を伝えてくれる。患者である横澤さんは、鍼を通して私の気持ちやコンディションを読み取ってしまうし、施術者である私のほうももちろん、鍼応えから横澤さんの心身を受け止める。

筋肉質の立派な身体をしている横澤さんには、その身体に負けないような厳しい鍼を打つ。「ウッ、痛い！」、「アッ、電気が走った」、「今日はまたいちだんと治療が荒っぽいですねえ。なにかいやなことでもありましたか？」。いちいち返ってくる反応には耳を貸さず、私はただ、鍼が伝えてくる横澤さんのコンディションをじっと感じとる。

激務の人だ。いつも身体が疲れているのは仕方ない。その疲れと、疲れをほぐす鍼の痛さを、身体が心地よく消化しようとしているときは、横澤さんがノッているときだ。こういうときは、身体が待ってましたとばかりに鍼を受け入れ、気持ちよがって鍼をなかなか離さない感じがある。

ところが、限度を超えて疲れ果てていると、こうはいかない。ピリピリと張り詰めた神経が皮膚にまで浮いて、鍼を軽く触れただけでも過敏な反応を見せたりする。さすがの横澤さんもちょっと消耗しているな、と私が感じるのはこんなときだ。

こうして私たちは、鍼を通した会話を交わしながら、互いの気持ちを通じ合わせる。

治療を受けにやって来るすべての人と、同様のコミュニケーションを持っているつもりの私にとって、「鍼はメディアである」という横澤説は、まさに〝わが意を得たり〟

のご指摘であった。

気、機、期、季の重要性

「〝気〟とは何ですか？」

よく聞かれる質問である。研究家でなく、奥義を窮めたわけでもない私には、具体的な回答はできない。私なりのイメージで答えれば、それは、

「身体の中を循環する何か大切なもの」

とでも表現するしかないだろう。姿形が明確でない、何かである。「よい気」もあれば、「わるい気」もある。

若い後輩に説明しなければならないときには、少し話を広げて、同じ読みのいくつかの文字を当てはめる。機、期、季といった字だ。

「機」は機会の機。タイミングである。治療をしていると、「今、このとき、この一本の鍼」という〝乾坤《けんこん》の一本〟がある。三か月なら三か月、治療を続ける中で、患者の気の流れが整い始めて、

「今、この場所に鍼を一本打てば、この人の身体ははっきりと改善する」

と確信できるときがあるのだ。

いつ、どこにどんな鍼を打つか。常にベストの選択をするためには、タイミングを間違えてはならないのである。

次の「期」は期間の期で、サイクルを指す。人の身体にはバイオリズムのようなものがあって、一か月とか三か月とかいうサイクルで気の流れも変化する。治療は単発ではないから、そうした大きな流れの中でさまざまなことを判断していくべきだろう。「機」が一瞬一瞬の「気」の流れであれば、「期」は長い周期の「気」の流れと言える。

そして、季節の「季」。一年を通じて激しく気候が移り変わるわが国では、この視点も忘れてはならない。夏と冬では気の流れが違って当然であるし、季節の変わり目に体調を崩すことが多いのは、それが気の流れの変わり目でもあるからではないか。

というわけで、気は、機、期、季などと絡み合って、身体の状態を大きく左右する。これがうまい具合に身体を循環するように、私は鍼灸施術をしているのである。

第三章　鍼灸師の治療室

鍼灸
SHINKYU

特注鍼と新潟産艾

私の治療用具を乗せたワゴンには、さまざまな種類の鍼を用意している。われわれ鍼灸師は、治療の手法や目的によって、長さや太さ、材質、鍼先の形状などの違う鍼を使い分けているのだ。

私が使用しているのは、ほとんどが特注品である。主に大阪のワダシン、広島の大宝というメーカーに頼んで、治療目的に応じた長さ、太さ、材質、先端の形状を細かく指定して作ってもらうのだ。

艾《もぐさ》は一般的に、温灸用の艾と直接皮膚を焼き切る透熱灸用の艾とに分けられるが、その種類は限りなくある。最近では、単価の安い中国産も増えた。

そのなかで私は、新潟産の緑艾《ろくもぐさ》を灸頭鍼用に使う。これは関先生が使用していたものと同じである。

透熱灸用の艾はかなり高価なものを使用している。一か所に使う量は、米粒大《べいりゅうだい》三個から五個なので、一握りもあれば相当使える。

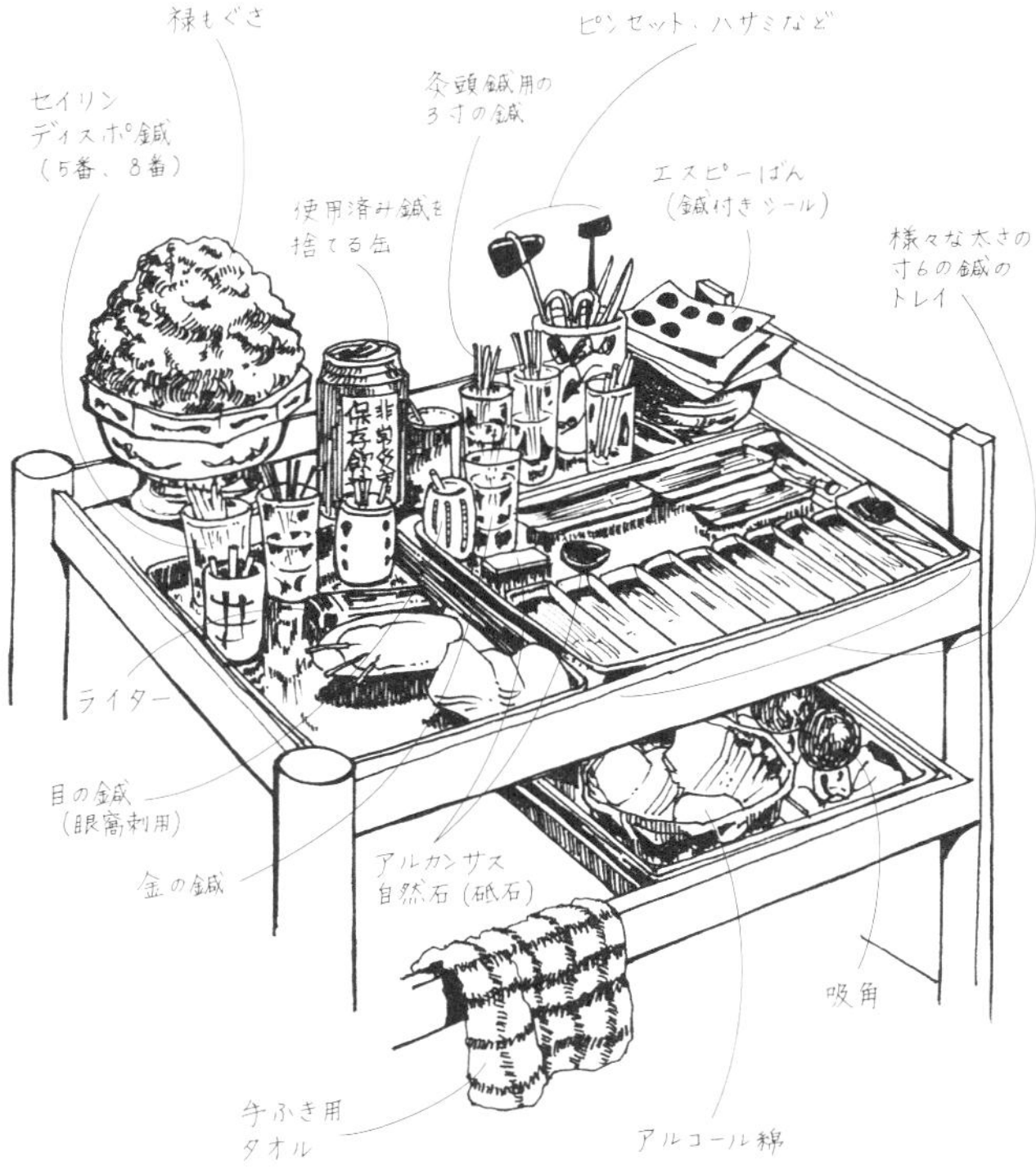

図3　治療用具を乗せたワゴン

ちなみに、お灸をすえる回数は、一壮《いっそう》、二壮《にそう》という具合に「壮」という単位で数えるものだ。

長さも太さもさまざま

鍼の長さは尺貫法で表されており、一般に治療で最もよく使用されるのは、寸六《すんろく》と呼ばれる一寸六分と、寸三《すんさん》と呼ばれる一寸三分の鍼である。一寸＝三・〇三センチ、一分＝三・〇三ミリとして計算すると、寸六は四八・四八ミリの長さということになるが、実際にはそうなっていない。メーカーによって、微妙にズレがあるのが実情だ。

寸六という長さは鍼体《しんたい》（身体に入る部分）を指しているのだが、その頭の鍼柄《しんぺい》（持つための柄の部分）を含めると、さらに長さにはバラつきが出る。鍼柄の長さも、治療目的に応じて使い分けられるように、さまざまな長さがあるからである。

私が最もよく使うのは寸六の鍼で、鍼体と鍼柄を合わせた鍼全体の長さは六六ミリある。全身のどこへ打つのにも、だいたいはこれで用が足りる。どこまで深く刺すかは、鍼体をどこまで身体に刺し込むかによって調節すればいい。

ただ、もっと深く刺したいときのために、これより長い鍼は必要になる。私は身体のかなり深いところまで鍼を刺す。腰や腹に打つための長鍼として、二寸(七八ミリ)、二寸五分(九三ミリ)、三寸(一一〇ミリ)のものを用意しておき、ケースバイケースで使い分けるのだ。

太さは番手で表され、番手が一つ上がるに従って太い鍼になり、刺す部位や治療の強弱によって長さと太さが最も合うものを選ぶことになる。寸六の十二番とか、二寸の八番、という具合である。

ただし、同じ十二番といっても、メーカーによってやはり微妙に太さが違っている。私は三、四社のメーカーの鍼を使っているが、それぞれに番手とミリ数の基準が異なっている。

あくまでもミリ数は目安程度に読んでいただきたいが、私が治療に使用するのは、六番(〇・二六ミリ)〜十五番(〇・四四ミリ)と、それより太い大鍼《たいしん》である。なかには画鋲《がびょう》や爪楊枝ほど太いものもある。

総じて私は太い鍼を使っており、全身への鍼として最も多く使うのは十三番(〇・四〇ミリ)か十五番だ。そして、初診の人や鍼に弱い人には十二番(〇・三八ミリ)、上まぶたの眼孔部に沿って刺す目への鍼は六番〜八番(〇・二六〜〇・三〇ミリ)である。

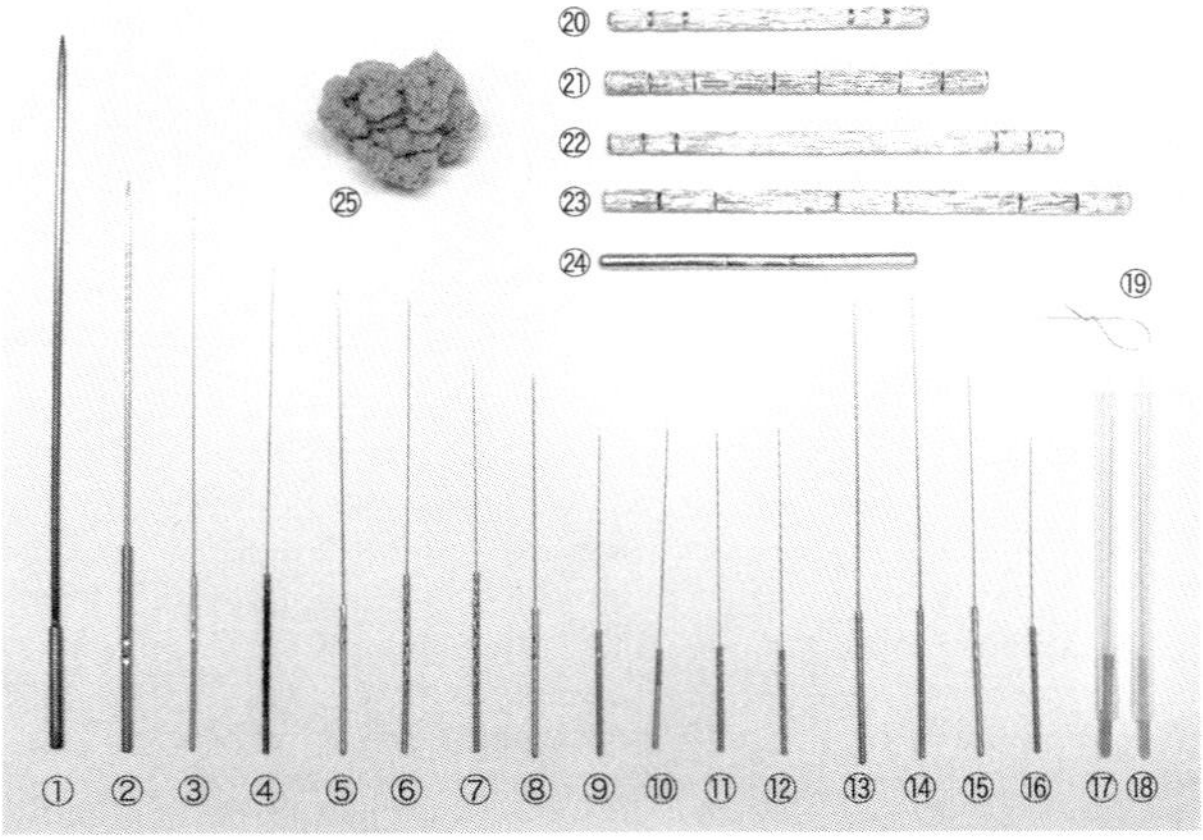

① 大鍼（銀）
② 大鍼（銀）
③ 3寸（ワダシン）
④ 灸頭鍼3寸
⑤ 2寸5分（ワダシン）
⑥ 2寸5分（大宝）
⑦ 長柄2寸（大宝）
⑧ 長柄2寸（ワダシン）
⑨ 1寸6分
⑩ 1寸6分
⑪ 1寸6分
⑫ 1寸6分・目の鍼
⑬ 金2寸5分・30番
⑭ 金2寸5分・20番
⑮ 金2寸・10番
⑯ 金1寸6分・8番
⑰ ディスポーザブル鍼（セイリン）1寸6分・8番
⑱ ディスポーザブル鍼（セイリン）1寸6分・5番
⑲ 小児用鍼

⑳ 鍼管・1寸6分
㉑ 鍼管・2寸
㉒ 鍼管・2寸5分
㉓ 鍼管・3寸
㉔ 目の鍼管
㉕ 極上もぐさ

さまざまな種類の鍼

痛みが激しく出ている腰部や肩関節などを刺す時は、長くて太い鍼を用いる。強刺激を与えることによって、鎮静作用が早く起こる。しかし、細いほうが刺激が弱いからといって、どこにでも細い鍼を使えば無難かというと、そういうわけでもない。細ければ曲がりやすく折れやすい。指す部位や手法に合わない太さの鍼を使うと、アクシデントにつながる恐れもあるのだ。また、太い鍼だから痛いとも限らない。逆に細い鍼を使っていると、患者をいらいらさせることもある。

線維を切る鍼先の形

鍼の先端は、もちろん真っ直ぐで鋭く尖《とが》っている。だが、私は、これを卵形の先にしたり、さらに研《と》いだり、逆に微妙につぶしたりして、患者それぞれや刺す部位に最も適した鍼先を作るようにしている。

なぜかというと、まずひとつには、鍼を刺すときに皮膚が痛みを感じないように、ということがある。そしてもうひとつ、もっと重要なのは、皮膚の下の結合組織を切るのに、線維をなるべく多く切りたいからだ。

人の身体はまさに十人十色で、皮膚感覚が鋭敏で刺されるときの痛みに非常に敏感な人もいれば、結合組織が粘っこくて切りにくい人もいる。また、後頭部のツボに鋭い鍼先を受けるのが苦手だという人もいる。

その人、その部位に最適な鍼先というものがあるはずなのだ。

大変凝りのひどい人などには、先端を荒くつぶした鍼で線維をゴリゴリ切ってやると、あまりにも気持ちがよすぎてよだれを垂らしたりするほどだから、鍼先の微調整を私は怠るわけにはいかない。

理想はすべて金鍼だが……

最近は「ディスポーザブル鍼」というものが普及している。エイズや肝炎などの感染症対策として、使い捨てを前提に作られた鍼だ。一本ずつ個別包装されていて、プラスチックの鍼管（後述）付きと、衛生的で安価、大変便利なものである。

ただ、微妙な鍼応えをキャッチするのには向かず、〝鍼の味〟というものは感じられない。私の治療院では、特別に注文した鍼も含めて、基本的にすべてを使い捨てにしていることもあり、治療院でディスポーザブル鍼を使うのは、ヘルペスや顔面麻痺等の治療時や、打撲、捻挫など、天柱《てんちゅう》、風池《ふうち》、肩井《けんせい》のツボへの置鍼《ちしん》のときぐらいである。

だが、海外に出るとき持ち歩くのには実に重宝する。私は常に携帯していて、飛行機の中で体調が悪くなった客室乗務員をこれで治療したこともある。ディスポーザブル鍼は海外治療での携帯必需鍼と言えるだろう。

私が常用しているのは、ディスポーザブル鍼を初めに手がけたセイリン社製のもので、鍼先、鍼体、使いやすさからみて一番質が良いと感じられる。これの寸六と二寸の五番、八番さえあれば、文明に侵されていない先住民などの治療には十分対応できる。

銀や金でできた鍼もある。ステンレスよりは銀、銀よりは金が人体にはなじみやすく、治療効果も高いようだ。特に金鍼の効果は素晴らしい。たとえば腹部や腰部のことという一か所、または二、三か所にだけでも金鍼を使うと、全身に刺したほかの百数十本の鍼が一層効果を増し身体が心地よくこなれていくのがわかる。

金鍼は患者にも優しい。刺された瞬間から、患者には、熱伝導のよい金鍼は温かく感じられ、まるで身体の一部として吸収されたような感じになる。けっこう太い鍼でも、痛みはほとんど与えない。すべて金鍼にして治療をすれば、患者はずいぶん喜ぶに違いない。

しかし、残念ながら、現実的には不可能だろう。金鍼は高いうえに特注しなければならず、診療費がかなり高くなってしまう。また、たぶん、私の身体がもたない。金鍼を打つのには、ふだんの治療の五倍以上のエネルギーが要るのだ。

なぜなのかはわからない。金はパワーも伝えやすく、自然と多くの〝気〟を私から引き出しているのだろうか。

また、金の鍼は曲がりやすく、技術的にも難しい。凝りがひどくて鍼が入りにくい部分に無理やり刺そうとすると、金鍼は容易に曲がってしまう。刺した後も、筋肉が反射的にキュッと収縮する力ですぐに曲げられる。

金鍼を曲げることなく使うためには、患者の呼吸に合わせて、ごく自然に無理なく刺す技術が必要なのだ。私の感覚としては「吸い上げられるように刺す」のである。

金鍼をうまく使いこなせるようになれば、ステンレス鍼を使う技術も飛躍的に上達しているはずだ。

今、私の手元には、三本の金鍼がある。恩師の関先生からいただいたもので、長さ二寸五分（九三ミリ）、太さ二十番（〇・五四ミリ）の特注品である。これを私は、前述の通り腹部や腰部に使っているのだが、もう少しいろいろな部位に使ってみようと考え、最近、数種類の金鍼を特注した。

寸六（六六ミリ）の五番（〇・二四ミリ）〜八番（〇・三〇ミリ）と、二寸（七八ミリ）の十番（〇・三四ミリ）、そして、二寸五分（九三ミリ）の十五番（〇・四四ミリ）、二十番（〇・五四ミリ）、三十番（〇・七四ミリ）。すべて十八金製の鍼である。

心配なのは、このような手作りの鍼を作る職人さんがだんだんいなくなっている、という状況だ。私が注文している大阪のワダシンさんの職人たちも嘆いている。鍼灸の学校でも、ディスポーザブル鍼を奨励しているようだ。そのうちに、すべての鍼灸院が、ステンレス製使い捨てのディスポーザブル鍼を使うようになってしまうのか。そうなったら、〝鍼の味〟もへったくれもない。〝鍼はメディア〟ではなくなってしまう。

痛みを和らげる鍼管

鍼管とは、文字通り、鍼を入れる管である。鍼体の部分がすっぽりと入り、鍼柄《しんぺい》だけが鍼管から頭を出すように作られている。鍼の長さに合わせて、寸六なら寸六用の、二寸なら二寸用の鍼管が必要になる。

鍼を打つときは、鍼を入れた鍼管ごと皮膚に当てて、鍼を刺したら鍼管を抜き取るという作業を繰り返す。

管鍼法《かんしんほう》と呼ばれるこの手法は、刺入《しにゅう》時の痛みを少しでも和らげるために、江戸時代に杉山和一という人が確立した、日本独自のもの。鍼の本家・中国では鍼管を使わず、直接ブスッと鍼を刺す。

鍼同様に、鍼管の材質もステンレス、銀、金がある。最も手になじみ使いやすいのは金だが、私は金と銀の鍼管を適宜使いわけている。

刺さない小児鍼

子どもへの治療用としては、小児鍼がある。これは刺入しないもので、摩擦鍼（ツボを鍼先で摩擦する）や接触鍼（ツボに鍼先を押し当てる）に使う。数本の鍼を束《たば》ねてホウキ状にしてあるホウキ鍼、ギザギザになっているローラーがついたローラー鍼など、さまざまな形状のものがある。

私が子どもを治療する際には、寸六の五〜六番の鍼を輪状に曲げたものを小児鍼として使う。これを「かき鍼」と呼ぶ。また、寸六の鍼も数か所に、大人と同様にしっかりと刺していることを付け加えておく。

私が治療に使う鍼と艾の説明は以上の通りだ。

これ以外に私の治療室にあるものといったら、灸頭鍼を施しながら肩や背中にあてるための遠赤外線温熱治療器、消毒用のアルコール、そしてオートクレーブという滅菌消毒機くらいのものである。

オートクレーブは、鍼管、ピンセット、鍼皿《はりざら》などの器具を消毒するのに使っている。前述のように私は鍼を使い捨てにしているし、オートクレーブに鍼をかけると鍼によっては使い物にならなくなることがある。

さて、では、これらの鍼を使って、どんな手順でどう治療が進んでいくのか。シミュレーションしていただくために、治療を紙上再現してみようと思う。

〝行列のできない〟治療院

私の治療院には行列などできない。流行《はや》っていないわけではない。毎日、予約が三十分刻みでびっしり埋まっているのだから。

それでも行列ができない理由はふたつある。

ひとつは、完全予約制で、新患は極力とらないようにしているためだ。

もうひとつは、予約の時間に厳格なことである。約束の時刻に遅れた人は原則として診《み》ない。また、患者に手渡す次回の予約券には「五〜十分前に来られるのが理想です」という但し書きを印刷してある。遅くも早くもなく、たとえば夕方五時の予約なら、四時五十分から五時の間に来てもらうのである。

それで私の治療院では、待合室で患者がかち合うことはあり得ない。行列どころか、待っている患者は、常に最大一人なのだ。

治療中、気を散らさないために、このやり方が私には合っている。患者に対して、本気で治療を受けに来てもらいたい、という願いもある。十分間の幅で指定された時刻にどうしても行く、という目的意識は人を本気にさせるだろう。

本気でやって来た人に、本気で鍼を打つ。そういう治療を私はやりたい。また、そうでなければ、効果が上がらないと信じている。

治療院は何の変哲もない二階建てだ。一階は、待合室と、助手を務めてくれる若者たちの待機部屋。二階には、治療室と、治療を終えた患者に一服してもらうための休憩スペースがある。

やって来た患者には、声をかけるまで、だれもいない待合室で順番を待ってもらう。

足音を聞けば体調がわかる

前の患者の治療を終え、診療台を整えると、私は二階の診療室から階下の待合室に向かって「どうぞ!」とだけ声をかける。ほかの言葉はいっさい付け加えないし、名前もめったに呼ばない。

トントントン、と患者が階段を上がってくる足音に耳をすます。診療はここから始まっている。

患者はスリッパを履いていない。一階にはスリッパを置かず、二階の上がり口に置いてある。どんな足音で上がってくるのか聞きたいために、素足で階段を上がってもらうのである。元気があるのかないのか、力強いのか心もとないのか、また階段の手すりにつかまっているのかいないのか。その足取りを私はじっと聞く。何年も通っている患者なら、足音を聞けばある程度は、コンディションを推察できるものである。

たとえば腰痛の人は、つま先だけで前かがみになって上がってくることが多く、足音は比較的静かだ。ところが腰痛が悪化して膝まで悪くなったりすると、足底がしっかりと着地せず、また、どちらかの足に負担をかけて階段を上がるため、足音にバラつきが出て、足首、足底の左右のバランスもよくない。

つまり、腰痛の人がいつもより大きな足音を立てたり、バランスの悪い足取りで階段を上がってきたりする感じがしたら、それだけ状態が悪いということがわかるわけだ。

逆に、治療を重ねて腰痛がよくなってくれば、足底全体が着地するようにもなり、階段の上がり方に気をとられなくなる。

何十年も同じ人を診ていると、玄関の戸口をどう開けるかでも、そのときの腰の状態がわかるのである。

口調や声が体調のバロメーター

階段を上がってきた患者が治療室に入ってくると、全体のシルエットを診る。

「いかがですか」

などと会話をかわしながら、声のトーンや口調を確かめる。ここにも診療のヒントがあるからだ。

不安神経症の四十歳の女性が治療に来た。ホルモン剤、誘眠剤など多量の薬を飲んでいると言う。身体を診たら、全身が土気色をしており、やはり腰が悪く、首筋から肩にかけてはぼってりと肉がついて、頭のてっぺんがぶよぶよしている。しゃべり方もぼそぼそとした口調で、声のトーンはかすれたように低く、聞き取りにくい。おどおどした態度も見られ、心身ともまさに鬱状態であることが明白であった。

私は彼女に週一回通ってもらうことにし、全身への基本治療を続けたところ、約二か月後、まず身体のぼってりしたむくみが取れ始め、次いで腰の状態がよくなり、ぶよぶよしていた頭部も引き締まり始めた。三か月後には、飲む薬の量が少なくて済むようになり、まったく飲まない日もあるようになった。顔色も腰の色も艶《つや》っぽくなってきた。

そしてその頃から、不安気のない口調や聞き取りやすい声のトーンになり、明るくはきはきとしたものに明確に変わってきたのである。衣服や下着の色合いさえも変わったほどであった。

もちろん、これは極端なケースであるが、身体の調子がよくなれば人間、自然と口調や声のトーンに現れるものだし、コンディションが悪いとしゃべり方や声も沈んでくる。私の治療院では、十年二十年を超える長い常連の患者が多いので、そのあたりを察知して微妙な体調の変化を見逃さない注意が必要なのである。

元気なときは体臭が強い

脱衣の模様も観察している。患者は、男でも女でも、パンツ一丁になってもらうのだが、ズボンを脱ぐときの腰のかがめ方や足の上がり具合、ブラジャーをはずすときの肩の動きなど、服を脱ぐ様子を見ていれば、身体のどこが突っ張っているのかなど、ぎこちない動作から確かめることができる。

患者から発せられる匂《にお》いも自然と気になる。薬漬けになっている人の身体からは薬の匂いがするし、体調を崩している人——特に胃が悪い人——や寝不足の人からは異臭が感じられる。

息が臭いのはよくないが、いわゆる体臭は悪いとも限らない。なぜか女性によく見られる例として、体調がよいときほど体臭が強い、ということがある。極端な例を挙げれば、身体が弱っていたとき無臭だった人が、丈夫になるにつれて匂いが出てくる、というケースが多くあるのである。身体の組織が復活して新陳代謝が盛んになった証拠だろう。

パンツ一枚の患者が診療台に仰向けになったら、身体全体の色艶にパッと目を走らせ、手を取って脈を確かめる。強いか弱いか、速いか遅いか、脈のリズムを確認し、身体の状況を把握する。

同時に、お腹の具合を中指を中心にして触る。

お腹全体はふかふかと柔らかくて、下腹部は指で押したら押し返してくるような弾力がある、そういうお腹が理想的だ。ところが、ストレスがたまっていると、みぞおちのあたりの中脘《ちゅうかん》が張り、その奥が固まっている。肝臓機能が弱っている場合は、肋骨の下の縁の部分、季肋部《きろくぶ》が硬い。肩凝りがひどい人は、胸肋間筋《きょうろくかんきん》が凝り固まっている。本当の肩凝りは、胸が詰まって吐き気を催す。

次に、首と後頭部を触診する。扁桃腺を触り、顔を横に向けると浮き上がって出る胸鎖乳突筋を触り、後頭部にあるツボの天柱《てんちゅう》と風池《ふうち》を触る。その具合で、自律神経やホルモンのバランスを確かめる。

さらに、足の開いている角度を確かめつつ、ふくらはぎから足の甲、つま先までを触る。右足と左足の開いている角度が極端に違えば、腰が痛かったり、どちらかが突っ張っていたりして左右のバランスが悪いはずだ。

婦人科疾患の人なら、加えて、ふくらはぎから下、特に足の冷たさの度合いを観察する。

ここまでざっと数秒である。

頭からの出血で目が楽になる

触診を終えたら、アルコールで身体を拭いて、いよいよ鍼を打つ。

まず最初の一本目は、右の腕の外関《がいかん》というツボに刺す。続いて、曲池《きょくち》。次に、腕橈骨《わんとうこつ》筋《きん》上にある肺経《はいけい》のツボ孔最《こうさい》から大腸経《だいちょうけい》の手《て》三里《さんり》をめがけ、二つの経絡を一度にそぐように鍼を刺す。左の腕にも同じように刺す。関先生はよく、

「肺と大腸の二経を一度に刺せ」

と言われていたものだ。

それから腹部に移って、へそ上にある中脘《ちゅうかん》に寸六の鍼の鍼体をほとんど刺入する。腰の悪い人は、刺鍼すると硬い塊に当たる。これを硬結《こうけつ》といい、大きい人はゴルフボールよりも大きいこともある。

場合によっては痛いこともあるので、「軽く口を開けてくださいね」と声をかける。口を開いておけば、息が抜け、身体から力が抜け、痛みも和らぐ。

硬結に鍼を乗せ、そのまま抜く時もあるが、それを突き破るように刺す時もある。ド

クンドクンと打つ脈が鍼を伝わってくる。これで少し患者の身体は落ち着く。手で触って確かめると、塊はだいぶ柔らかくなった。

腹部への鍼を続ける。天枢《てんすう》、関元《かんげん》と、ヘソの周りに十字形に打ち、下腹部にも数か所刺す。腰の悪い人はガスが溜まることが多いが、下腹部への刺鍼によってガスが抜けることも多い。また、腹部の刺鍼した部分がこなれるように、季肋部に軽く弾入（鍼管に入れた鍼を弾いて入れること）程度に鍼を刺す。

次に胸部である。おっぱいとおっぱいの真ん中、膻中《だんちゅう》というツボ。ここは胸の痛み、乳汁分泌不全などの婦人科疾患や喘息、神経症のツボであるが、このツボを骨に沿って斜めに刺す。この刺し方を斜刺《しゃし》と言う。ときには響くが、深く刺す。そして、膻中に打ったら、必ずセットでみぞおちあたりの鳩尾《きゅうび》にも打っておく。鍼を打った部分がバランスよくこなれるように、である。

胸間にはほかに中府《ちゅうふ》や雲門《うんもん》があり、肩凝りがあると、このあたりがバリバリに硬くなっているはずだ。この筋肉を緩ませなくてはならない。通りにくい鍼をなんとか入れて、線維をそぐように斜刺をする。

どのツボも、必ず左右対称に打つのが基本である。

鍼はさらに頭部へと進む。頭のてっぺん、百会《ひゃくえ》に、寸六の鍼体を約半分、つまり二五ミリくらい入れてやる。頭皮と頭蓋骨の間にある筋肉の層に沿って鍼を入れる、あるいは全部を刺入するのだ。

すると、待ってましたとばかりに、血がドボドボとあふれ出すことがある。血はすぐに止まり、ぶよぶよしていた頭皮にピシッと締りが出る。

患者にも効果がすぐに感じられるようで、

「目が楽になりました。視界がパッと明るくなり、視野が広がった感じがします」

という感想が多い。

お次は扁桃腺。硬いところへ軽く鍼を乗せる程度とし、深くは刺さない。扁桃腺は腎臓と密接な関係があって、あまり深く刺しすぎると、どういうわけだか尿の出が悪くなるのである。

さらに、胸鎖乳突筋の筋肉に沿って鍼を刺す。これは寸六の鍼体約五〇ミリを深々と全部入れたほうがいい。凝った首筋をほぐす効き目がある。

風邪で喉がつらい人、血圧が高い人には、のどぼとけのそば、人迎《じんげい》にすっと鍼を入れる。喘息持ちの患者なら、天突《てんとつ》にも一本。

そして今度は、足へ行く。足三里《あしさんり》と三陰交《さんいんこう》にズシリと鍼を決める。

仰向けの身体への基本的な治療は、ざっとこのような手順で進むわけだが、途中で何度か、お腹を触って鍼の作用を確かめる。一本、また一本と治療を進めるにしたがって、患者のお腹がみるみる柔らかくなっていく。

最後に脈を取って落ち着いているかを確かめ、私は声をかける。

「はい、××さん、うつ伏せになってください」

〝背中のお供え餅〟を串刺し

うつ伏せの身体でも、まずパッと全体の色艶を見る。腰が悪い人は、血行不良のために色素が沈着するのだろう。腰のあたりが黒ずんでいたり、横に縞《しま》が入っていたりすることが多い。また、触ってみて仙腸関節と第五腰椎あたりの筋肉の動きや固さを確かめる。

色艶と同時に、身体全体の歪み方も見る。手先を使う職人さん、左右どちらかを偏って酷使する職種の人など、歪み方に合わせた鍼を打つためである。

うつ伏せでの最初の鍼は、お尻のえくぼのあたりだ。坐骨神経がある裏環跳《うらかんちょう》あたりに刺す。これは、腰から背中にかけて打つ数十本の鍼に備えた布石のようなもので、〝取り出し口〟という。

腰から背中にかけては、大腸兪《だいちょうゆ》、腎兪《じんゆ》、三焦兪《さんしょうゆ》、胃兪《いゆ》、そして胃倉《いそう》のあたりにきめ細かく丁寧に刺す。いちいちツボを気にするのではなく、身体を触っている左手が凝りを感じたところへ次々と鍼を刺していく。

背骨に沿って、その両側を左右対称に、下から上へほぼ二センチ刻みくらいできめ細かく刺し、背中の張りを少しずつほぐしていくのである。

気持ちよさそうにまどろんでいる患者もいれば、一本一本の鍼に響きを感じて汗ばんでくる患者もいる。鍼の刺激に筋肉が勝手に収縮して、鍼を曲げてしまう患者もいる。そうした反応を感じつつ、私は鍼を深くまで刺し、硬くなった筋肉や癒着した関節付近のボロボロになった結合組織を丹念にそぎ落としていく。

背中の凝りは、ひどい人になると、古くなったお供え餅がべたっと張り付いているような感じで、そうなると、鍼の数もどんどん増える。刺しては抜き、抜いては刺して、まさに串刺しにしていくような作業になる。

そうやってひととおり、腰から背中への鍼を終えたら、次は肩である。肩甲骨の下のあたりや、肩関節のところに打つ。

「私、肩凝りなんて感じたことがありません」

なんていう人に限ってガチガチに凝っていたりする。患者の主訴、つまり自覚症状はあてにならないものである。

こんな例がある。肩凝り、偏頭痛がひどく、眠りも浅く、夜足がほてるが、腰は全然痛くないと言う女性を診たところ、腰がパンパンに張って硬くなり、膝から下が驚くほど冷たかった。この人に五回ほど鍼灸治療をすると、左腰の痛みを訴えるようになった。それと同時に肩が楽になり、頭痛が和らぎ、少し眠れるようになった。また、下半身の血行がよくなり始めたことも、足首や足の裏の温かさから確認できた。

彼女の自覚症状は、肩凝りや偏頭痛だったが、本当に悪い箇所は腰で、腰が悪くなりすぎたために麻痺して感じず、その分、肩凝りや偏頭痛として現れていたのである。

また、身体がむくんでいる人に、

「おしっこは出ていますか?」

と尋ねると、

「いっぱい出てます。何回もトイレに行きますから」

という答えが返ってくることがあるが、こういう人はだいたいおしっこの出が悪い。利尿作用がしっかりあれば、一度でそれなりの量が出て、そう何回もトイレに行く必要はない。何回も行くということは、一度にちゃんと排尿しきれていないのだ。

腰の悪い人にこのような状態が多く見られる。腰の状態がよくなれば、おしっこの出がよくなりキレもよくなるものだ。

足で一番刺したいツボ

続いて、後頭部というか、頭と首の境目にある天柱《てんちゅう》、風池《ふうち》のあたりへ、垂直に深く刺す。玉枕《ぎょくちん》あたり、つまり後頭部の骨に沿っては筋肉をそぎ落とすようにして刺す。目の疲れや首の凝り、たまっている何かモヤモヤとした塊がこの鍼ではじけ、溶けていく。鍼応えとしては、グジュグジュとした音を感じる。患者に聞くと、

「何かがきれるようなブチブチという音が聞こえる」

とも言う。翳風《えいふう》への鍼と併用すれば、メニエル病にも非常に効果があり、めまいが治まる。

さらに足。足で一番刺したいツボは、膝の裏側にある委中《いちゅう》だ。ここは、腰の状態を整

えるツボであり、加えて膀胱経が走っていて排尿のツボでもあることを関先生がよく言っていた。本当はこの委中にビシッと打ちたい。

しかし、ここにいきなり打つとかなり響くので、委中の上三センチ、委中の下三センチあたりを刺す。これを関先生は「上《かみ》委中」「下《しも》委中」と呼び、委中に刺すのと同様の効果がある、と言われていた。ただし、腰の痛みがよほど激しい場合には、委中に直接ぶっすりと刺す。

委中の次は、ふくらはぎ下の承山《しょうざん》、かかとのあたりの崑崙《こんろん》と下に下りていく。このセットが、腰を整える鍼の基本になる。

このセットを基本として、周辺の必要なところへもどんどん鍼を入れる。たとえば、下委中を刺すときに、下委中を頂点にしてその下に二点、正三角形を作って打ったり、その上に逆三角形を作って打ったり、ツボの周辺の気になるところへ手間を惜しまずに鍼を入れておくのである。

それは腹部へ打つときも腰部へ打つときも同じだ。

凝りを溶かすとどめの六本

さあ、いよいよ、〝とどめの六本〟をメインとする腰の治療に入る。この鍼をビシッと打つために、ここまでの鍼を打ってきた。すでに本数は少ない人で百本以上、多い人だと二百本を超えているはずだ。

ここまでの治療は、寸六の鍼で行ってきた。これを捨て、三寸の十五番という長くて太く硬い鍼を取り出す。

最初にうつ伏せになったときと同じ要領で、まず〝取り出し口〟である尻のえくぼへ。続いて、仙腸関節と第五腰椎の間へ鍼を通す。癒着してどんなに粘りっこく硬くなっていようが、いや、硬くなっていればいるほど、ゴリゴリと鍼を入れて古い線維をそぎ落としてやらなければならない。長さ約九センチの鍼体をあますところなく深々と刺す。生ゴムのように劣化している結合組織が鍼にまとわりつく。ギューッという音を鍼が聞く。

癒着が解けた仙腸関節と第五腰椎の間に、これでよい環境が生まれたと感じたら、すかさず針を抜く。身体が鍼を離さず、なかなか抜けない場合もある。

ひと昔前なら、これでだいたいOKだった。しかし、昨今の鬱になっている身体には、さらに仙腸関節の仙骨孔《せんこつこう》という部分に鍼を打つ必要がある。ここにはなかなか鍼が入らない。それを私がすっと入れられるのは、ここまでの百本なり二百本なりで全身を緩めておいたからである。

そして、ふたたび、腰部の腎兪、三焦兪、胃兪あたりへ。それぞれのツボへ左右対称に鍼を入れる。太くて硬い鍼が凝りの中心をとらえ、ツーンとしたイタ気持ちよさが患者の全身を貫いているはずだ。これがとどめの六本である。

腎兪と仙骨孔へは、刺すだけでなく灸頭鍼《きゅうとうしん》も行う。刺したままの鍼の頭に艾《もぐさ》を載せ、火をつけて灸を焚くのである。艾はだいたいピンポン玉大で、数分間で燃え尽きるが、これを二玉、場合によっては三玉。灸頭鍼の艾から発せられる輻射熱《ふくしゃねつ》が、凝りや滞りをトロトロに溶かしていく、患者にとって至福のときである。

また、灸頭鍼と並行して、後頭部の天柱、風池あたりと肩井《けんせい》あたりへは置鍼をしておく。鍼を刺しっ放しにしておくのである。頭の硬い人や、特に物書きの人などには、うつ伏せで百会《ひゃくえ》に目がけ二寸または二寸五分の太めの鍼を置鍼する。これも気持ちいい。鍼の力が染み渡り、後頭部を覆っていた何か嫌な感じの塊がシューッと解きほぐされていくような感じだろうか。

痛い鍼とある意味闘ってきた患者が、ホッと安らぐリラックスタイム。灸頭鍼とともに症状にあわせて肩や臀部《でんぶ》などに遠赤外線を当て、身体を徹底的に温める。

そして、置鍼を抜いて、艾が燃え尽き余熱があるうちに灸頭鍼を抜き、仰向けになってもらう。ラスト二本、仕上げの鍼を打つためだ。三寸の鍼をワゴンに戻し、取って置きの特注品、二寸五分、十五番の金鍼をここで取り出す。

中脘にまず一本、ゆっくりと刺していくと、みぞおちのあたりにある不愉快な塊が、スーッと静かに消滅していく。そして最後の最後の一本を、曲骨《きょくこつ》、または恥骨結節直下へ、ズシンと刺す。これで尿の出が格段によくなる。尿が出ないで苦しんでいた癌患者の曲骨へ一本打ったら、その場で尿がバーッと出てきて診療台が水浸しになったことさえあるほどだ。

最後に、眼窩刺《がんかし》を施す。つまり目の両脇と上まぶたへ打って、全身を沈静させ、目を楽にするのだ。

これで私の三十分間の治療が終わる。

というわけで、ツボを気にせず打つべきところへどんどん鍼を打つのが私の流儀だが、目安とする標準治療点というのがあることはある。関先生直伝の、ここだけはほぼ必ず鍼を刺す、というポイントである。参考までに関先生がまとめた目的別の四パターンを紹介して、この章の締めとしたい。

□標準治療点Ａ（全身調整を目的）
天枢、中脘、下脘、気海、膻中、中府、孔最、風池、心兪、膈兪、三焦兪、腎兪、志室、大腸兪、委中、承山、足三里、丘墟、三陰交
□標準治療点Ｂ（腎臓内の血流量増加を目的）
膻中、中脘、心兪、臑兪《じゆゆ》、三焦兪、腎兪
□標準治療点Ｃ（排尿促進を目的）
関元、中極、横骨、曲骨、陰廉、恥骨結節直下、胃兪、三焦兪、腎兪
□標準治療点Ｄ（血圧調整を目的）
中脘、下脘、天枢、眼窩刺、顖会《しんえ》、玉枕、肩井、正営、百会
□その他として、扁桃腺直刺

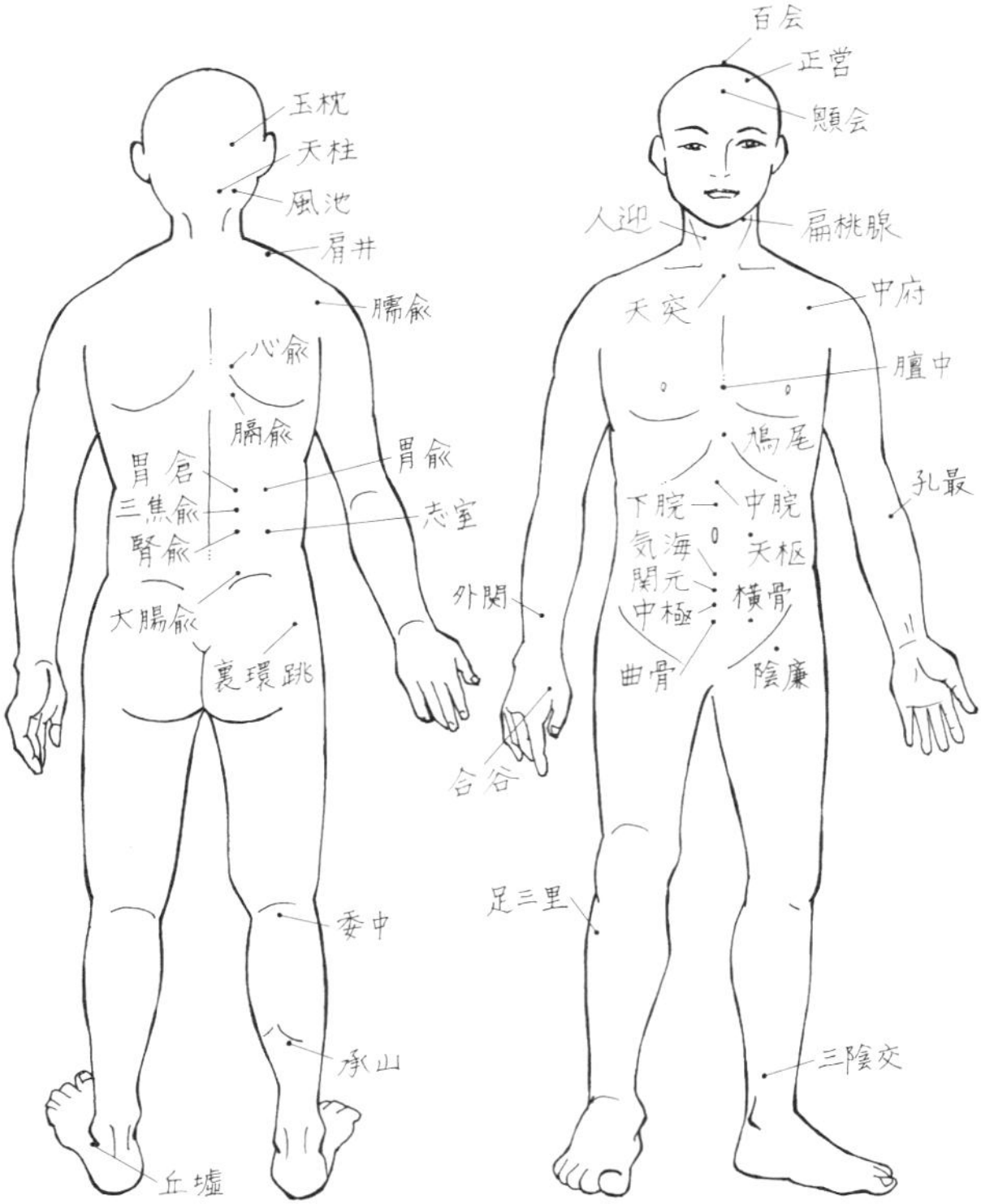

図4　関先生直伝の標準治療点

第四章 鍼灸、その威力

しんきゅう

ACUPUNTURA

健康な人に鍼灸をしたい

一般に、鍼灸の理解のされ方はまだまだ浅い。

「肩凝り、腰痛には、鍼が効く」程度にしか思われていないのが現状であろう。

施術者の側も、肩凝りなら肩、腰痛ならば腰にしか鍼を刺さないし灸をすえない。

開業したての頃、私がお腹に鍼を刺そうとすると、

「えっ！　お腹に刺すんですか？　痛いのは腰なんですけど……」

と患者にビックリされることがしばしばあった。

当初から私の治療は、どのような症状であろうが、関先生から教わった基本の部位には必ず刺し、加えて、患者の主訴に対して自分なりの手法で取穴（鍼を刺し灸をすえる位置を決める）して核心に触れた治療をするという方法をとっていた。

妙なことを言うようだが、私の理想は、

「健康な人に鍼灸をしたい」

ということである。

さまざまなジャンルの第一線で働いている人々に鍼灸を施し、より健全な身体と心を維持し、意欲的によい仕事をしてもらいたいのだ。

そうであるなら、月に一度の治療で十分なのである。

ところが、現実は、あまりにも身体の悪い人が多すぎて、こうはいかない。こんなに悪くなる前に鍼灸を受けてくれていたら——とつくづく残念に思うことがいかに多いことか。

鍼灸は、肩凝りや腰痛といった筋肉経のみならず、胃潰瘍、糖尿病、喘息、アトピーをはじめ、精神的ストレス、不安症など、実にさまざまな疾病に非常に効果があることを、世の中の人にもっともっと知っていただきたい。

そんな思いを込めて、以下に、ここ二十五年以上の臨床体験で効果を上げることができた主な症例の一部を列挙してみた。

腰痛

腰痛は、治療ケースが最も多い症状だ。整形外科などへ行けば、ちょっとしたヘルニアで手術を勧められるケースも多いが、だいたいの腰痛は鍼灸治療を続ければなんとかなる。

腰痛は、以下四つのケースに大別される。
①ぎっくり腰、椎間板ヘルニア
②転倒や交通事故の後遺症
ムチ打ち症を起こした場合、実は首より腰に大きなダメージを受け、人によって差はあるが首の痛みが治まってから半年以降に腰痛が起こることが多い。
③内科的疾患
胃や腎臓の調子が悪い場合や、便秘が長く続く場合にも腰痛が起こる。

また、生理前や生理中に激しい腰痛を感じる女性も非常に多い。
④現代人ならほとんどの人が感じる慢性の腰痛
職種による偏った姿勢からくるものやストレス、疲労からくる腰痛。

夏の冷房による冷えも大きい。

運動や体操など自力で軽減できればよいが、そういう努力もしないでこれを放っておけば、ぎっくり腰やヘルニアになってしまうことも多い。

いずれにしろ腰痛は、身体のあちこちにさまざまな弊害をもたらし、身体の動きを鈍らせる。思考能力も低下する。よい仕事をし、快適な生活を送るためには、腰痛は最大の敵と言っていい。

そうならないうちに、鍼灸治療を受けて、腰痛のおおもとになっている滞りを解消してほしい。

鍼灸は、患部だけを治療するものではなく、あくまでも全身を調整し、全身のバランスの中で症状の要因を改善しようとするものだから、腰痛をきっかけに治療を受け始めたところ、他の部位の不都合が解消したりすることもある。胃潰瘍などの内臓疾患、鬱病など精神面の不安定、目の疲れ、偏頭痛など、腰痛治療をきっかけに改善した他部位の症状を挙げていけばキリがない。（一一八頁・山下洋輔さん、一二二頁・操上和美さんの項参照）

ヘルペス

ヘルペス（帯状疱疹《たいじょうほうしん》）は、主に神経的なストレスや過労によって引き起こされ、身体の左右どちらか片方の神経層に沿って帯状にできる。激しい痛みを伴うため、米国では麻酔科に回されるケースも多いと聞く。

しかし、痛み止めの飲み薬と副腎皮質ホルモンの塗り薬を投与する病院の治療では、なかなか根本的に治らないし、改善に時間もかかる。そして治っても黒ずんだ痕《あと》が残ってしまう。

これが鍼灸治療を施すと、痛みがその場でかなり軽減するばかりか、治りが早く、治った後もかさぶたがきれいにはがれ、一年も経てば傷跡もほとんど目立たずきれいになる。

治療のやり方は、疱疹ができている部位の皮膚の下に、鍼を一センチ刻みぐらいで這《は》わすように置鍼する。鍼はディスポーザブルの二寸か寸六を使う。もちろん、基本の全身治療も施すし、孔最《こうさい》から上廉《じょうれん》に向け、筋肉をそぐように刺す。つまり肺経と大腸経の二つの経絡を同時に刺す。（一二二頁・操上和美さんの項参照）

不妊・婦人科疾患

中学・高校のときに私が通院していた鍼灸院で、美人の女性とよく治療時間帯が重なった。数か月経って、その人のお腹が大きくなっていることに気づき、後で助手の方から、

「あの女性は子どもができず、なんとかして子どもがほしい、というので鍼灸治療を受けに来ていたんですよ。四、五か月で望みどおり、お子さんを授かりました」

と聞かされた。

私の恩師、関卓郎先生も、名古屋の腎疾患専門病院へ治療に出かけた際、合間を見て、不妊症で悩んでいるという看護婦さんに治療を施したところ、半年もしないうちにその看護婦さんは妊娠し、出産した。

鍼灸は、さまざまな疾患に効力を発揮するが、最も大きな効果があるのは不妊と婦人科疾患である、と言ってもいいくらいである。

私が実際に治療した不妊は、まったく妊娠の気配がないケースと、妊娠はするのだが初期に流産するケース（反復流産・不育症）の二つに大きく分けられるが、どちらの場合でも驚くほどの効果がある。

治療法の詳細は第一章に述べたので参照していただくとして、ここで付け加えておきたいのは、体外受精や人工授精で出産する場合でも、鍼灸で身体を整えておいたほうが、無事に出産にこぎつけられる率は飛躍的に高まるだろう、ということである。母体が整っていなければ、いくら体外受精や人工授精をしても、子は育たない。

長野県松本市から二年半にわたって私の治療院に通った女性がいた。初めの一年は週に一度、二年目からは月に二度。身体はしっかりと整っていったが、なかなか妊娠する気配がなかった。

結局、彼女は人工授精をすることになったのだが、無事に妊娠・出産できたのは、きちんと身体を整えておいたからだと思う。

生理不順や子宮内膜症、更年期障害に対しても鍼灸は効果を発揮する。五十代後半で、なくなっていた生理が再び来たという症例は数多いし、肌艶は驚くほどよくなる。鍼灸を続けている人は同年代の人に比べて身体が格段と若いのである。

また、不感症や男性のインポテンツも適応症だ。頭への鍼と共に後頭部の玉枕《ぎょくちん》というツボに鍼を刺すと効果はてきめんで、元気な中学生の男子にこの鍼を打ったりしたら、夜、夢精してしまうほどだ。

偏頭痛

女性に多い偏頭痛は、肩凝りや目の疲れから起こることも少なくないが、頭部に数十本の鍼を刺してやれば、すぐに楽になる。特に効くのはこめかみのあたりで、ここに五

〜八番のディスポーザブル鍼をそぐように入れる。

これに灸を併用するとますます効果が上がる。百会《ひゃくえ》に小豆の半分くらいの艾《もぐさ》で透熱灸（直接灸）を三壮施す。症状の重い人でも、これに足底鍼を加えると、ほとんどの偏頭痛は改善される。

直接灸で治療時に髪は焼けるが、すぐに生えてくるから心配は要らない。

生活のリズムを変えることも重要である。

メニエル病

西洋医学ではこれという治療法が確立されていない疾病だけに、鍼灸の果たす役割は大きい。

両耳たぶのつけ根にあるめまいの特効穴、翳風《えいふう》に寸六または二寸の鍼を刺す。また、目への鍼と共に後頭部の天柱《てんちゅう》・風池《ふうち》にも深く刺し、玉枕あたりの筋肉をそぎ落とす感じで斜刺をする。

めまいを起こす人の共通点は、玉枕あたりの頭皮が水餃子《すいぎょうざ》の皮のようにぶよぶよしていることである。（一四〇頁・安岡章太郎さんの項参照）

痔

痔の原因としては、冷え、過労、辛いものの食べ過ぎなどのほか、産後に症状が出ることもある。種類としてもさまざまで、いぼ痔、切れ痔、脱肛、痔瘻《じろう》などがある。

これらのどんなケースにも、鍼灸は対応できる。難治性の痔瘻は、直腸や肛門の筋肉の周囲に蟻の巣状に穴があき、膿《うみ》がたまり、切開、切除が必要とされる。筋肉を維持したまま切除をするのは難しいが、鍼灸治療でかなり改善が見込まれる。

痔の人はだいたい腰が悪く、鍼も腰を中心に打つ。ただし、肛門から腸の粘膜の一部がはみ出ている脱肛などでは、患部を囲むようにして、肛門すれすれに直腸に向けて長い三寸の鍼を二本置鍼する。同時に、腰への灸頭鍼と、百会への直接灸を併用すると効果がいっそう上がる。

突発性の痔には、特に灸がよく効くので、百会に米粒大、ひどい場合は小豆大の半分の艾を五、六壮すえれば、即効性がある。

アレルギー（喘息、アトピー、花粉症）

喘息は、吉行和子さんのように二、三か月で治ってしまう人と、二、三年かかる人がいるが、根気よく鍼灸を続けていけば、必ずよくなる。

咳と痰が出やすいように肋骨と肋骨の間、胸肋間筋に鍼をいっぱい刺す。また、自律神経を安定させるために、のどぼとけのあたりを刺す。そして、背中や腰にも刺して、咳き込む動作のために凝り固まっている背中の筋肉をほぐしてやる。

合谷《ごうこく》や大椎《だいつい》という気管支のツボへの直接灸も、即効性のある治療法だ。（一三七頁・吉行和子さんの項参照）

アトピーは、基本治療とともに、お腹を緩めるべく中脘《ちゅうかん》をしっかり深く刺し、アレルギーのツボ、肺経・大腸経の二つの経絡にある孔最《こうさい》、手三里《てさんり》、上廉《じょうれん》に刺鍼する。

慢性鼻炎、花粉症に対しては、頭への鍼や三里への灸などが効果がある。しっかりと鍼灸治療を受けていると、花粉症は年ごとに楽になる。

私もひどい花粉症で両鼻が詰まり、呼吸するのも大変で夜も寝られず、時期になると花粉が飛ばない地に逃げ出していたが、鍼灸治療を受け、自己免疫力が高まったせいか、今はほとんど症状は出ない。

十二指腸潰瘍、胃潰瘍、円形脱毛症

十二指腸潰瘍、胃潰瘍は、手術する前にぜひ鍼灸を受けるといい。ごく普通の全身への基本治療だけで十分によくなるはずである。

また、胃潰瘍と円形脱毛症との関係に、私は注目している。どちらもストレスに起因するところが大きいせいもあるかもしれないが、両方を経験したという人が意外と多いのである。胃潰瘍になり円形脱毛症に移行するケースが多い。

円形脱毛症も、産毛が残っている程度の場合は、患部を鍼でポンポンと軽く叩いてやると、血が出てきて、この治療を何度か施すだけで毛が生えてくることがある。患部がつるつるになってしまっていると、半年くらいはかかるけれど、脱毛した皮膚の下に鍼を通す治療を続ければ、そのうちに毛が生えてくる。つるつるにハゲた部分に糸状灸をすえるのも効果がある。

関先生は「毛は血液の延長だから」と言われていた。

毛髪を作るのは血液だから、血を強くする鍼灸が効果的なのは当然といえば当然なのである。

眼の疾患、顔面神経麻痺

白内障や緑内障、眼精疲労は鍼灸で改善できる。近視も進行を抑止することは可能だ。親指と人差し指との間の付け根に合谷《ごうこく》というツボがあり、ここへの鍼が効く。合谷は、眼だけでなく顔全体のツボなので、顔面神経麻痺などに対しても特効がある。ものもらい、面疔《めんちょう》は、合谷に灸をすえるとてきめんに効果が現れる。

顔面神経麻痺の治療は、頭への鍼と共に、耳のまわりと顔の麻痺している部位に置鍼する。その際、必ず合谷にも鍼を刺す。

腎疾患

慢性腎不全、ネフローゼ、腎盂《じんう》炎《えん》などの腎疾患に対する治療は、私にとっては基本中の基本であり、腰部への深い鍼と灸頭鍼を中心とする全身治療を行えば、改善できる。何度も書いてきたように、関先生の治療法を踏襲した私の治療は、腎の働きを高め、尿の出をよくして、新陳代謝を促すことが基本だからである。

前立腺肥大

前立腺肥大も、小便の出をよくするという意味では前項の治療法と同様であるが、肥大した前立腺に圧迫されている膀胱の環境をよくするために、陰茎の付け根に二寸五分の長鍼を根元まで打つこともある。

これは、陰茎がもげてしまうのではないかと感じるほど強烈に響くが、効果は絶大だ。

糖尿病

糖尿病の特効穴は、へその斜め四十五度下あたりにある水道《すいどう》・大巨《だいこ》というツボで、左側のみに二寸五分の鍼を刺す。基本の全身治療に加えてこの鍼を打つと、血糖値が面白いように下がる。

また、そのツボに直接灸をすえても効き目があるのだが、糖尿病の人は傷口の治りが遅く化膿したりする恐れがあるので注意が必要である。

痛風

過度の美食やアルコール過多により高尿酸血症を起こし、痛風になる。

足の親指周辺に激痛を持った患者に、腎臓機能を回復させる基本治療をしたところ、非常に早く改善した。このとき、足の患部への糸状灸も五～六壮すえた。

高血圧

基本治療とともに腹部は深めに、季肋部はきめ細かく刺鍼すると、横隔膜の動きが良くなって腹式呼吸がしやすくなることにより、脳圧が下がる。また、眼窩《がんか》刺《し》とのどの外側にある人迎《じんげい》というツボに寸六の鍼をゆっくり刺入すると、血圧も下がり安定する。

これらの鍼を続けることで、脳血管障害であるクモ膜下出血、脳血栓、脳梗塞等を起こしにくくなり、また、予後にも効果を発揮する。

整形外科疾患（骨折、打撲、腱鞘炎、筋肉痛）

俳優の根津甚八さんは、ロケ中にバイクで転倒したりすると、まず私のもとへ駆け込んでくる。それが打撲だろうと骨折だろうと肉離れであろうと、患部に鍼を刺し、直接灸をすえるという応急措置を施しておけば、結局手術が必要になったとしても術後の回復が格段に早いことをご存じだからである。

手首や肘、指の腱鞘炎に対しても、患部への鍼灸は大変いい。

筋肉痛にももちろん大きな効力を示すので、スポーツ選手などは鍼灸による身体のケアをもっと取り入れるべきだと思う。特に格闘技の選手は、試合後の打撲に鍼灸をしておけば回復度が全然違ってくるはずだ。私のする鍼灸施術はトレーナーがするものとは少し違う。（一三四頁・西澤ヨシノリさんの項参照）

手術跡の傷、癒着

手術で身体にメスを入れた場合、縫い合わせた手術跡のケアは、西洋医学では具体的な形ではほとんど行われていない。しかし、実はこのことは、術後の健康にとってかなり重要なことだと私は思う。

メスを入れて切った部分が縫い合わされることによって、身体にはどうしても引き攣《つ》れや歪みが生じるからだ。お腹を切って縫った後なら、どうしても腹部が自由に動かず、背中や腰が張るはずだし、腰を切れば逆に身体の表側が常に引っ張られて緊張状態を強いられる。

関先生は胃潰瘍や胆石でお腹をばっさり切った人は必ずといっていいほど腰痛が出る、

と言っていた。

手術跡に鍼を刺して緩めてやると、こういった弊害を解消することができる。縫い痕に沿って数センチ刻みで鍼を通してやり、その部分の引き攣れや突っ張りを改善してやれば、全身の動きがスムーズに行えるようになるのだ。そして、傷口自体も治りが早く、傷跡がどんどん薄れて目立たなくなる。

子宮筋腫などの婦人科疾患の手術では、タテ切りとヨコ切りがある。傷口を目立たなくするために、最近はヨコにメスを入れるのが一般的のようだが、鍼灸的に考えると経絡をばっさりと切ってしまうので感心しない。

疾患の予防、改善のみならず、術後のケアにも、鍼灸の果たす役割は大きい。

手術後の傷口に鍼を刺すというイメージだけで怖がられてしまうが、私は患者が何らかの手術をした後はすぐにでも治療に来てくださいと強く促してきた。早ければ早いほど早くきれいに傷口が治るからだ。これを経験した患者はいっぱいいる。

癌

私が実際に治療してきたのは、乳癌、肺癌、喉頭癌、悪性リンパ腫、胃癌などの患者である。進行や転移を未然に防いだり、手術後、抗癌剤投与治療に対しても副作用を抑えたり、といった効果は確かにあると言える。

この病気になると、身体のあちこちに不都合が生じ生活に支障が出る。鍼灸治療を受けることで免疫力が高まることにより、その相乗効果は身体にも精神にも好影響を与える。

胃癌の手術をした患者が、一年後検診のために病院にいったところ、どこかに転移しているのではないかというほど腫瘍マーカーの数値が上がって四ケタになっていたのだが、鍼灸治療後二か月もしないうちに二ケタになり医者をびっくりさせた例もある。

乳癌の患者は、乳房の切除手術と抗癌剤治療を受けて、ホルモンのバランスを大きく崩し、胸には抉《えぐ》り取られたような大きな青黒い穴が残り、下半身、特に膝から下は丸太ん棒のようにむくんでいたが、根気よく私の治療院に通い、手術跡の色も下半身のむくみもだいぶよくなった。

また、ある肺癌の患者は、抗癌剤治療の副作用で声がつぶれてしまい、電話だと声が聞き取れないほどだったが、全身に鍼を刺す基本治療と共に声帯に鍼を刺し、続けるうちに声がしっかり出るようになった。

抗癌剤による治療を受けると、身体のいろいろなところに弊害が出る。患部が痛んだりむくんだりするのはもちろん、食べ物が食べられなくなったり、髪から眉毛から陰毛から、体毛という体毛が抜け落ちたり、である。

抗癌剤投与が終わった後でもいいから、鍼灸治療を続けると、これらの副作用を大幅に軽減できる。新陳代謝を促し、免疫力を高める鍼灸の力が存分に働くのである。

それは、切除手術を受けた後でも同様である。

放射線治療を受けた部分の皮膚や皮下の組織はかなり傷み、肌の色も茶褐色に色素沈着して、筋肉も相当硬くなってしまう。その部分に田植えのように鍼をいっぱい刺すと、みるみるうちに柔らかくなり、色もよくなっていく。傷口への刺し方とほぼ同じである。

（一四六頁・横澤彪さんの項参照）

慢性膵炎

以上のような幅広い適応症を挙げると、

「そんなに何にでも鍼が効くのだろうか」

と半信半疑の思いにとらわれる読者もおられるかもしれない。

フリーライターのＹ氏も少なからずそうだった。現実に自分の身に鍼の効力が現れるまでは。

Ｙ氏は、約十五年前に椎間板《ついかんばん》ヘルニアをやって以来の腰痛持ちである。ふだんはそれほどでもないが、仕事が立て込み座りっぱなしの日が続くと、左足に坐骨神経痛が出る。初めて私の治療を受けたときも、ちょうどそのような状態だったのだが、第三章で紹介した全身への基本治療を二、三度受けた時点で、だいぶ改善され楽になった。

確かに腰痛にはいいようだ、と判断したＹ氏が、週一度の治療を約半年続けた頃に、あっと驚くことがあった。彼は膵炎《すいえん》で開腹手術を受けており、半年ごとに予後観察の検査を受けているのだが、術後一年半の二〇〇五年六月までは膵頭部の腫《は》れがほとんど引かずに残っていた。ところが、暮れの術後二年目の検査では、「腫れが一回り小さくなっているね」と医師に言われたというのである。

膵臓の炎症を抑える薬はずっと飲み続けている。しかし、一年半もの間改善しなかった腫れが、その半年後に突然改善するものだろうか。

それよりも、鍼灸治療を受け始めたのが、前回の検査がちょうど終わった六月だったことを考えれば、半年間治療を続けて初めて受けた今回の検査で、早くも鍼灸治療の効果が現れた、と素直に受け止めるべきではないのか――Y氏はそう考えているそうだ。

慢性膵炎は、西洋医学ではこれといった治療法がなく、膵臓癌に進行する危険性もあるだけに、私としても胸を撫で下ろしている。

しかし実は、彼の病気はまだこれだけではない。睡眠リズム障害のひとつであるナルコレプシーという奇病と十数年前から付き合っているのである。これは、作家の阿佐田哲也（色川武大）氏が患い、麻雀の最中に牌《パイ》を持ったまま眠り込んでしまう、という阿佐田さんらしいエピソードとともに有名になった〝眠り病〟で、Y氏もときおり、私の話に相槌《あいづち》を打ちながら居眠りすることがある。

阿佐田さんも当治療院の顧客であったが、このナルコレプシーに対しても、鍼灸は効力を発揮して、阿佐田さんは薬を飲む量がどんどんと減っていった。鍼灸治療を重ねるごとに身体が若返り、元気になっていった。この時期に「狂人日記」を完成させた。

Y氏も、しばらくは月に二度、治療を続ける覚悟のようだから、私としても、ナルコレプシーを鍼灸の適応症に加えるべく、力を尽くすつもりである。

第五章

治療の現場から

鍼灸

SHINKYU

山下洋輔さんのぎっくり腰

地方公演で演奏中、腰に激痛が走り、終了後動けなくなった山下さんが、スタッフに拉致《らち》されるがごとく私の治療院に担ぎこまれたのは、約二十年前のことである。

当時、わが治療院を訪れる患者のほとんどが腰痛で、玄関を開けてから二階の治療ベッドへたどり着くまでに相当時間がかかった重症者もいたのだが、山下さんも痛みにうめきながら何とか階段を這い上がり、治療ベッドに横たわった。

私は、山下さんに、腰痛治療を目的とする鍼を打ち、全身への施術を続けた。そして、拳や肘まで使ってピアノと闘う過激なスタイルを貫くためには、演奏時に口を開いて呼吸をすること、柔道や空手などで技をかけるときの例を出して、身体が受ける衝撃を和らげるための呼吸法を意識するようにアドバイスした。

先端恐怖症だという山下さんは、私の痛い鍼を受けるにあたって、さっそく口を開いて鍼の衝撃を逃がすという呼吸法を会得し、それを応用して、演奏中に気の流れを巧みにコントロールするようになっていった。

通院治療もきちんと定期的に受け、よいコンディションを維持していたのである。

そんなある日のこと、夜中の二時頃、私は電話で起こされた。山下さんのマネージャーからだった。

「山下が七転八倒の苦しみようなんです。原因不明です。どこが痛いのかもよくわかりません。あさってては暮れの大イベントで、明日はその大事なリハーサルなんです。先生、なんとかしてください」

即座に症状を抑える必要がありそうだから、救急車を呼んだほうがいいのではないかと答えると、

「もちろん、私もそう考えました。でも、山下が、『とにかく竹村先生に連絡して来てもらってくれ』と言い切っていますので」

とマネージャーは言った。

取るものも取りあえず大急ぎでタクシーを拾い、山下さんの宿泊していたホテルを目指した。そして、その車中で気がついた。

（山下さんはオレをここまで信頼してくれている。その信頼を裏切ってはいけない。施術者としての責任から逃げてはいけない。そうだ。どんな場合でも、鍼灸は真剣勝負な

のだ！）

山下さんは、私に施術者としての覚悟を教えてくれたのである。

ホテルに着いて部屋へ駆け込むと、山下さんは海老のようにうずくまっていた。胃に激痛があると言う。その背中をさすりながら、何とかして仰向けになってもらい、腹を出して、静かに足を伸ばしてもらおうと促した。その間、少し体を動かすだけでも大変な苦しみようである。

しかしながら、おへその真ん中に手を当てて軽く圧力を加えながら上下に動かすと、山下さんの足が少しずつ伸びてきた。そして、三里のツボに米粒大の灸を三つすえたところ、少し痛みが和らいだようで、続けて中脘《ちゅうかん》にも灸を五つすえたら、ほぼ普通の仰向けの状態で寝られるようになった。

そこで、私は山下さんのお腹に寸六の鍼を刺し、頭のてっぺんに散鍼（鍼先を指でつまんで軽くたたく）した。続けて、うつ伏せになってもらい、腰部の数か所に寸六の鍼を刺した。

ここまで治療したところで容態がかなり落ち着いたので、あとは背部から腰部にかけて軽くさすりながら、全身に鍼を打っていった。

この手順の治療を、明け方までにあと三度繰り返した。一晩の間に、計四回、往診したことになる。

幸いなことに、山下さんの容態は改善し、リハーサルにも肝心の本番にも支障はなく、その演奏は見事なものであった。

突発的に起こる極度の痛みなどは、長く続く緊張や過労、ストレスからきたりすることが多い。

あれから二十年近くが経った今でも、山下さんの演奏旅行は、一年を通じアメリカ、ヨーロッパ、そして日本各地を飛び回る過密スケジュールだ。そうしてピアノと闘い続ける合間に、私の鍼灸治療を受け続けている。数年前、肩をひどく痛めたこともあったが、鍼灸治療と精神力でこれも克服した。何か身体に異変が起きても、回復力抜群なのが頼もしい。

最近、山下さんはこう言われた。大切な重い言葉である。

「調子が悪いときでもいいときでも、鍼はコンスタントに受け続けなきゃダメよ」

今日も私の治療院では、艾の香りとともに、「アクプントゥーラ（鍼灸）」の九拍子のリズムが心地よく流れている。山下さんが私のために作ってくれた曲である。

操上和美さんの椎間板ヘルニア

数十万人に一人、内臓の位置が左右逆になっている人がいるらしい。カメラマンの操上和美さんはその一人である。広告写真やＣＭ撮影で海外を飛び回る機会も多いだけに、「私の内臓はすべて逆です」というメモを常に身につけているそうで、私が鍼を打つときも、打つ順番や位置が通常のパターンと微妙に違ってくる。

そもそも操上さんを治療するようになったきっかけは、ヘルペスだった。左目の下にヘルペスができてしまい、ニューヨークでの仕事を切り上げて帰国、私の治療院を訪れたのである。あと五、六ミリ上の部分にヘルペスができていたら、失明の恐れすらあったのではないだろうか。

私はまず、操上さんの全身に基本治療を行い、そのうえで、左目下に帯状にできたヘルペスの部分へ集中的に置鍼をしていった。寸六の細めの鍼、五番から八番を、疱疹の真下を通すようにして刺し、そのまま鍼を刺しっ放しにしたのである。

この治療を施すたびに症状は劇的に改善され、痛みも激減していった。一般にヘルペスは傷跡が残りやすいものだが、その傷跡さえも、鍼を打つとどんどん消えた。

このようにしてヘルペスは完治したが、中学生の頃からギプスをするほど悪かったという椎間板ヘルニアは、かなりの強敵である。

悪いのは第三腰椎と第五腰椎。特に第五腰椎はほとんどつぶれて、仙腸関節に埋まってしまっている。本来は、第五腰椎と仙腸関節の間にクッションがあり、それで腰がスムーズに動くのに、クッションどころか陥没してしまっているのだ。

年に何度も海外ロケへ行く。連日二十時間を仕事に費やしてほとんど寝る暇がない、といったこともざらにあるらしい。妥協のできない性格が、このひどい腰に容赦なく無理を強いる。

「ニューヨークで仕事をしていたとき、あと一ブロックでホテルに着く、というところで、油が切れてギシギシ音がする感じになって、足が一歩も動かなくなった。しようがないので、街路樹にぶらさがって自分で〝牽引《けんいん》治療〟をしたら、一ブロックだけ歩くことができた」

そうやってだましだましヘルニアと付き合っている操上さんは、それでもどうにもならないほど症状がひどくなると、私のところへやって来る。

そういうときは、肩背部から下肢までの筋肉が非常に緊張しており、これをほぐすための治療を行う。胃兪《いゆ》、三焦兪《さんしょうゆ》、腎兪《じんゆ》、大腸兪《だいちょうゆ》、承扶《しょうふ》に三寸の鍼を深く刺し、背部から胃倉《いそう》にかけての数か所に二寸または二寸五分の十番くらいの鍼を斜刺、そして大腸兪と承山に灸頭鍼をするのだ。

また、第五腰椎と仙腸関節の周りが大変硬いので、ときには正座でおじぎをする体勢を取ってもらい、第五腰椎と仙腸関節の周りに三寸の鍼をこじ入れる。かなりきつい過激な治療である。

こうした治療を繰り返し受けるうちに、操上さんは、自分の身体の構造や体質を十分に理解し、それに適した身体の管理をするようになった。

無駄な肉がなく、腹筋や背筋を中心に見事な筋肉を備えた身体は、空手の型やストレッチなどのエキササイズを積み重ねて作り上げた。仕事場でお仕事ぶりを拝見させていただいた折に垣間見た全身の動きと呼吸法は、身体への負担を極力軽減する素晴らしいものだった。

重厚な一眼レフのカメラを左肩に納めるように構え、左目でファインダーを覗《のぞ》くときの手首と肩と腰の構えがカメラと一体になっている。あるときは力強く、また、あるときは何とも言えないほど優美な自然体だ。

きっと良い気が生まれ、流れ出すのであろう。呼吸とともにシャッターが押される。全身をバランスよく使い、無理な姿勢をとることはまずない。

そして、常に口を開いて、呼吸を止めないでいる。この一瞬、と気が入ったとき、普通なら口を結んで呼吸を止めたくなるところだが、操上さんの一定の呼吸のリズムは終始乱れることがない。

（だから、この腰で、この人は素晴らしい仕事ができるんだなあ）

私は妙に納得したものである。

また、操上さんの持論は、

「撮影は、被写体とのセッション。被写体に負けないエネルギーを持って、互角にスパークしなければ、いい写真は撮れない」

というもので、これは自分の治療にあたっての心構えと似ているな、と何だかうれしくなった。

「現場の空気を感じられなくなったら写真をやめるんだ」

という操上さんのパワーに負けない治療ができているだろうか。妥協のないその仕事ぶりに、微力ながら私の鍼が役立っていれば幸いである。

稲葉賀恵さんの顔の凝り

デザイナーの稲葉賀恵《よしえ》さんは慢性の腰痛で治療に通っているが、コンディションに応じて、こんな注文を出してくることがある。

「先生、顔の鍼をお願いします。いっぱい打ってくださいね」

こういうときの稲葉さんは、仕事であれこれ頭を悩ませていることが多い。あのBIGIブランドなどを確立してきたファッションリーダーは、次にどんな流行を作り出そうか、一歩先、一歩先を読み続けているのだ。

意外と知られていないと思うのだが、肩が凝るのと同じように、顔も凝る。特に、モデルや役者など、無理にでも笑顔を作らなければならない仕事をしていると、頬の筋肉やこめかみ、髪の生え際あたりに、凝りを感じたりすることが多く、これを治療するためには頭、首、顔面に五十本ほどの鍼を置鍼する。

この顔への鍼は心身共に鎮静効果絶大である。また人によっては、ハイな気分にもなり、物事に対して意欲的になる。

稲葉さんにもこの施術をする。その効果を彼女はこう語っている。

「顔に鍼を刺されて、顔の筋肉が緩んでくると、全身が芯からリラックスできてとても気持ちいいの。そして、治療後は、疲れていた目が楽になり、視界が広がった感じがあり、顔色も肌の艶もとてもよくなって、化粧乗りもいいんですよ」

顔に鍼なんて、読んでいるだけでもぞっとする、という方も少なくないだろうが、顔への鍼はそう痛くない。また、気持ちよさそうに顔への鍼を楽しむ稲葉さんは、

「信頼関係ですね。治療してくれる人を信頼していなければ、細胞の隅々が緊張して、痛みを感じやすいだろうけど、この先生なら信頼できると思っていると、人間、少々痛くたって平気なものですよ」

というありがたいこともおっしゃってくれている。

人は、精神的に落ち込んでいると白い服を着たくなったり、部屋を白く塗り替えたくなったりする。逆に活力があふれていると、赤い色を好む傾向が強い。世の中の空気が、流行する色を微妙に左右するそうだ。

稲葉さんは、クリエイティブなプロの仕事人として、きっと「気」の集め方も「気」の流し方も非常に巧みで、たとえ五臓の調子が狂っても正確にかつ、豊かに五感が働くのだろう。

特に色に関しては、敏感で妥協しないこだわりがある。インドのヨガ道場に行き、断食をしたり瞑想をしたりすることは、その感性を高めるためであり、本能的に陰陽五行の説を仕事と生活に取り入れている。

流行を作り出す稲葉さんが、腰と顔への鍼を続け、身体も心もお元気な状態を保たれることは、そういう意味でも重要なことなのだと思う。

「疲れたときはやたら生臭いものが食べたくなったり、しょっぱいもの、味の濃いものが食べたくなったりする。体調が悪くなると、五味（酸《す》っぱい、苦い、甘い、辛い、塩辛い）のバランスが微妙に崩れてしまうんですね」

と言うのは、稲葉さんも常連だという日本料理店「重よし」のご主人、佐藤憲三さん。人々を感動させる見事な包丁さばき、旬の味覚は、二十年以上も毎土曜日に治療にやって来ている佐藤さんの徹底した自己管理のたまものなのだろう。

一年を通じて下が冷える厨房《ちゅうぼう》での立ち仕事は腰を酷使する。腰痛中心の治療だが、この人の筋肉、特に肩の筋肉の柔らかさには驚かされる。学生時代にウエイトリフティングをやっていたそうで、今でもスポーツ選手なみの柔らかい筋肉を保っているのである。

カウンターの向うで鱧《はも》をさばくあの優美な姿は、この肩があり、それを支えるこの腰があるからこそなのだ。

和食も薬膳、だからこそ、その人その人に合った陰陽の味が出せるのだ。

佐藤さんの料理を初めてお店で味わったときの感動は忘れられない。また、治療に訪れる折、差し入れてくださったお弁当を家に持ち帰り、母に食べさせたところ、

「このお弁当はどうしたのかい」

とただならぬ内容を即座に悟ったことも鮮やかに思い出される。

知る人ぞ知る味処「重よし」はこれからもますます安泰であるに違いない。毎週欠かさずやって来るご主人の身体を見るたびに、私の確信は強まるばかりである。

常盤新平さんの肩凝り

顔への鍼に続いて、頭部への鍼を紹介しよう。この鍼が一番必要なのは、直木賞作家の常盤新平さんである。

常盤さんは、私が治療院を開いた頃からの最も古い患者さんの一人で、二十五年間、週一回ずつ律儀に通院されている。その凝り固まった全身には一回約二百本の鍼を打つ

から、一年にざっと一万本、これまでに二十五万本を超える計算で、私の鍼を日本一多く受けてきた方ということになる。

二十五年前に初めて見えたときは、丸太ん棒に鍼を打っているようだった。特にビックリしたのは、肩から首の凝り方で、この状態では自律神経のバランスもかなり崩れているはず、よく物が書けるものだ、と内心思っていた。

後でわかったことだが、当時はいろいろとプライベートな問題で悩まれていたらしく、「身体のことなんか考える余裕がなかったですね。あっちこっちをふらふらとさまよっていた時期です。竹村さんのところへだけはきちんと通ったのは、今思うと、私の本能的な生き残り作戦だったかもしれない。先生の鍼がなかったら、死んでたんじゃないかな」

そう振り返る常盤さんは、鍼灸治療を素直に受け入れ、みるみる元気になっていった。朴訥《ぼくとつ》な人なのである。回復してからも、きちんと週一回やって来る常盤さんを治療した。

翻訳家として一流の仕事をしていた常盤さんは、治療院に来はじめてから五年後、『遠いアメリカ』という小説で直木賞を受賞した。私は常盤さんの身体に触れながら、「この人はきっと大きな仕事をする」と直感していた。鍼灸で常盤さんの小説のお手伝いができた気がして、心からうれしくなった。

その小説を書いている頃、常盤さんは何週か続けて週二回、やって来た。

「小説を書けるように鍼を打ってくれませんか。新しい万年筆を買っても原稿用紙を変えても書けないいんです。頭にいっぱい鍼を打ってください」

そう言われて触った頭は、たしかにガチガチに硬かった。頭蓋骨に頭皮が張り付いてしまったような状態で、これでは頭が窮屈に感じられ、考え事もうまくいかないはずだ。常盤さんがかなり追い込まれていることは手に取るようにわかった。

私は三寸の十三番（長さ一二〇ミリ、太さ〇・四〇ミリ）を取り出し、頭のツボにズブズブと入れていった。頭にはツボが多いのである。そのツボへ次々と刺した。頭蓋骨と頭皮の間に鍼をこじ入れて、ふんわりとスペースを作ってやる感じだ。

硬くてなかなか鍼が入らないところもある。それを無理にこじ入れる。うつぶせになっている常盤さんの鼻が、診療台の枕にめり込んでいく。それでも常盤さんは、気持ちよさそうで、鍼応えからも身体が喜んでいるのがわかる。待ちこがれたように、鍼を招き入れる感覚があるのだ。

刺した鍼は時間の許す限り、そのまま置鍼しておく。なんなら刺しっ放しで帰ってもらってもいいくらいだが、やはりいろいろと不便だろうから、時間が来ると抜く。抜くときがまたなかなか抜けず、弟子にやらせるとどうしても抜けないことさえあった。出血することもある。血が出ると非常に楽になるようだ。私はもちろん、常盤さんも別に驚かないが、帰りの山手線で頭のてっぺんから額へ血が流れたりすると、周りの乗客がビックリするので、血を丹念に止める。

「尿の出がよくなるなど、鍼は身体にもいいが、精神的にも安定し解放されますね。落ち込んでいるときにはとてもいい。やはり身体が楽になれば、気持ちも自然とくつろぐものなんです。治療院を出て、空を見上げていい天気だったりすると、思わず口笛を吹きたくなったりします」

と常盤さんがおっしゃるように、鍼は身体のみならず、精神にも効く。肩凝りや腰痛が楽になるので気分がよくなる、ということもあるし、腰部や腹部のコンディションが改善されることで横隔膜の働きがよくなり、その結果、脳圧が下がり精神が安定する、という理由もある。横隔膜の働きと脳圧の関係は、関先生が取り組んで明らかにした研究テーマである。

人間というのは面白い。そうやって体調が整い気分がよくなり、仕事が回り始めると、ツキが出てくる。もちろん、常盤さんの受賞は、ご本人の才能と努力でかちとったものだが、多くの人を治療していると、その人がツイているかいないか、はっきりと感じることがよくあるのである。

四十代半ばの編集者が、作家の瀬戸内寂聴さんの勧めで私の治療院に来た。ひどい鬱状態で、出勤拒否症ということだった。診てみると、腰が非常に悪く、ぎっくり腰もしばしば起きると言う。私は、その腰に狙いを定めて治療することにし、週一回の通院を続けてもらったところ、三か月も経たないうちにみるみる効果が出始めた。腰の状態が改善され、体調が日増しによくなって、ふさいでいた気持ちも開放的になっていき、一滴も飲めなかったお酒もたしなむようになり、ゴルフも始めるようになった。

それに伴って仕事への意欲も湧き出したようで、ベストセラーを連発していった。名編集者と呼ばれ、鬱状態から一変して躁状態とも思えるほど元気潑剌《はつらつ》なその様子は「大僧正」と呼ばれ、彼は一気に出世して重役に抜擢されたのである。

こうした例を見ると、心身の活力がツキを呼ぶ、と感じざるを得ない。

常盤さんに話を戻そう。私が主催した薬膳の会で、常盤さんは、鍼灸学校の大勢の生徒を前にして、こう言われたことがあった。

「最近、私は、鍼を打たれるために生きているんですよ」

この含蓄深い言葉に、若い生徒たちは何を考えたであろうか。

私なりに解釈すると、これは常盤さんの決意表明である。週一回の鍼灸治療を生活の一部として組み込み、それで生活のリズムを作り、心身を整えながら、よいものを書いていくのだ、という仕事人の決意である。

そして、それは鍼灸への厚い信頼と深い感謝の念を、常盤さんらしい率直さで表したものに違いない。

常盤さんのような方々の思いに応えるためにも、鍼灸はさらに進化していかなければならないのだ、と私は思っている。

西澤ヨシノリさんの手根骨損傷

常盤新平さんはきっと大きな仕事をする人だ、と予感したときのように、プロボクサーの西澤ヨシノリ選手にも私はひらめきを感じた。この男は世界を取るぞ、いや、なんとかして取らせたい、そう願わせる力が西澤選手にはある。

治療を始めたのは二〇〇一年春だった。一九九九年に三十三歳で東洋太平洋スーパーミドル級チャンピオンとなった遅咲きの彼は、翌年にタイトルを失い、ウエイトを一階級上げたライトヘビー級で東洋太平洋王座に挑戦したが失敗。続けて次の年、元のクラスでも同王座戦に敗れて、その直後に私のところへやって来た。

手首の関節部分にある手根骨がつぶれて、両手首から骨が異常に飛び出していた。特に右手首はひどい。手首の関節には八つの骨があるのだが、その幾つかは粉々に砕け、その周辺の癒着も激しい状態だった。

私は彼にうつぶせになってもらい、両手首を蕎麦殻《そばがら》枕の上に乗せてもらった。その状態で二寸の鍼を手関節に全部通すように刺して、しばらく置鍼しておいた。まさに串刺し状態である。

また、小指と薬指の間、薬指と中指の間、中指と人差し指の間の骨間筋に通すように、寸六の鍼をそれぞれ置鍼した。

さらに、両方の肩関節に三寸の鍼を通した。

もちろん、腰を中心とした基本治療も同時に施した。一般人でもプロスポーツ選手でも、腰が肝腎なことには変わりない。

こうした治療を二か月ほど続けると、西澤選手の手首はほとんどよくなり、思い切ってパンチを打ち込むことができるまでに回復した。ダメージが積み重なっていた身体の筋肉もますます強くなり、精神状態も極めて前向きになっていった。

彼が二〇〇一年六月、東洋太平洋スーパーミドル級のタイトルマッチに再度挑み、十二ラウンドをフルに戦って判定勝ち、王座に返り咲いたときには、背筋に電流が走るような感動を味わわせてもらった。

それからは、破竹の快進撃だった。鍼灸治療を受け始めてから二〇〇三年十月まで約二年半の間に彼は、七連勝を含む九勝を挙げたのである。

二〇〇四年にはWBAとWBC、それぞれの世界王座戦にまで挑んだ。

二〇〇六年一月で四十歳の大台に乗った西澤選手の筋肉は非常に柔らかくて弾力があり、身体のキレも抜群で、おそらく〝筋肉年齢〟は三十歳前後ではないだろうか。あの筋肉があるからこそ、試合で大きなダメージを受けても、鍼灸治療を受けると驚異的な回復を見せるのだ。

二〇〇五年十月、四度目の東洋太平洋スーパーミドル級王座を狙った試合で負傷、判定負けした翌日にも診たが、腫れ上がった顔面は、尋常ではなかった。両目の下や首筋には青黒い痣《あざ》が広範囲にでき、二枚目も台無しの惨状であった。しかし、その痣の部分をはじめ全身に、いつもの通り鍼を打っておいたら、たった数日で見事に回復してしまった。

もちろん、西澤選手には専属のトレーナーがついて身体の管理をしてくれている。トレーナーを同行して治療に来ることもある。けれども、決して他人任せにすることなく、自分で自分の身体を把握し、自己管理している。そこが並みのスポーツ選手との大きな違いなのだろう。

西澤選手のようなプロ意識を持って、本気で鍼灸治療を受けてくれるのであれば、鍼灸はもっともっとスポーツの分野でも貢献できるはずである。

試合の日程が決まると、トレーニングスケジュールの中に必ず鍼灸治療の時間を確保して、きちんと治療にやって来る西澤選手。この好漢を、なんとかしてラストチャンスの三度目の世界タイトル戦へ送り出したいものだ。

「やれば、できる！」

吉行和子さんの喘息

朝方四時にトイレにこもり、東の方角を向いて生卵を飲む。子どものころから喘息に苦しみ、あらゆる治療法を試しても治らず、ついに藁《わら》にもすがる思いで吉行和子さんは、そんなおまじないにまでチャレンジしたという。

鍼ももちろん試してみた。喘息は治らなかったが、その癒《いや》しの力にハマり、地方へ仕事に行ってもまず鍼灸院を探す、というほど多くの治療院に通った。

その末に、山下洋輔さんの紹介で私のところへ来たのである。

診療台にうつ伏せになった彼女の背中を見て驚いた。肩甲骨付近に、まるでエンゼルの羽のような筋肉が盛り上がっている。発作が起きるたびに身体を丸め、全身を緊張させて、ゴホンゴホンと咳き込んで苦しむ吉行さんの姿が目に見えるようだった。エンゼルの羽は、長年のそうした苦しみの痕跡なのだ。

私はまず、この身体を壊すことから始めた。全身にきめ細かく鍼を刺し、新陳代謝を促すいつもの治療である。

加えて、肋間筋の働きをよくするために肋骨と肋骨の間に鍼を数本刺す。のどぼとけのあたりを刺して、自律神経の安定を促す。エンゼルの羽にも何本も斜刺する。背中の凝りが楽になるようにする。

前夜発作が起きた、というようなときには、合谷というツボにも刺す。そして、脊椎にある大椎という気管支のツボに、米粒大の灸を直接、五壮すえる。これは即効性のある治療で、発作の最中でもこれを行えば、ピタリと発作が止まることもあるほどだ。

　こうした治療を受けながら吉行さんは、こう感じたそうだ。

「なんだか、今までの鍼とは違うわ。どこかにしっかり届いている」

　そして、一か月経つか経たないうちに、ダムが決壊し、身体が分解された。台風と共に休火山が大爆発したような大発作が起きたのである。

　それでも吉行さんは、週に一度、きちんと通院を続けた。すると、その一か月後には、発作がピタリと止まって、以来、喘息は起きなくなった。壊れた身体が新たに組み立て直されたためだ。

「喘息から解放されるまで、ちょうど五十年かかったわねえ」

　しみじみと言った彼女の言葉が、私は忘れられない。

　喘息の人に治療をした場合、吉行さんのように二、三か月で劇的な改善を見せるか、二、三年かかるか、効き目の早さが極端に分かれることが多い。いずれの場合でも、大切なのは継続して通院してもらうこと。

　特に身体が壊れたときに、治療をやめてしまうと、何の意味もなくなってしまう。発作を止めるために病院に駆け込んでも薬を飲んでもかまわないから、とにかく継続して鍼灸治療を受けてもらいたい。

安岡章太郎さんのメニエル病

阿佐田哲也の別名でも人気があった作家、色川武大さんがナルコレプシーという奇病を持っていたことは、前章でも少しふれた。食事中でも麻雀をしていても、歩いている最中でも、発作的に突然眠り込んでしまうのである。公私ともに酷使した身体はムチャクチャな状態で、私のところへ通い始め、少しよいほうへ向かい始めたかという矢先に残念ながら亡くなった。一九八九（平成元）年のことだった。

その約半年前、色川さんがお連れになったのが安岡章太郎さんである。安岡さんも奇病に悩んでいた。激しい回転性のめまいが起きるメニエル病だった。発作が起きると、うつ伏せになってじっとしていても目がぐるぐる回ってしまう。内耳のリンパ液がたまりすぎるのが原因とされるが、西洋医学では治療法が確立していない。

安岡さんも多くの病院を回ったが、これという治療を受けられず、発作を繰り返しているうちに、胆石が出て、さらに心筋梗塞を起こして手術したという。それで〝奇病仲間〟の色川さんが、私の治療院へ連れてきたというわけだ。

私はまず、安岡さんの首周辺を重点的に攻めた。盆の窪附近の左右にある玉枕《ぎょくちん》というホルモン代謝のツボを中心に、後頭部から首の周りをそぐようにして刺したのである。これだけだと目が重くなってしまうので、眼窩にも刺した。眉毛の下、上まぶたのあたりを、頭に向かって斜めに。目がスーッと楽になり、視界が広がる鍼である。

「眼球の後ろ側を靴べらで回されているような奇妙な感じ。また、盆の窪にもビシバシ刺してくるので、実は、延髄を刺されないか不安で仕方なかった」

と安岡さんは言うが、非常に頑丈にできている延髄には、アイスピックのようなものを当ててかなづちで叩く、というようなことでもしない限り打ち込むことはできない。延髄に鍼を刺せるのは、時代劇の仕事人くらいしかいないのである。

ともあれ、約半年の通院でだいぶ身体がよくなってきた頃、色川さんが心筋梗塞で亡くなった。大きなショックを受けた安岡さんは、通夜の晩から片方の耳が聞こえなくなってしまった。メニエル病の初期に出た症状がぶり返してきたのだった。

「耳が聞こえなくなっちゃった」

と言う安岡さんの耳たぶのつけ根の下、翳風《えいふう》というツボに、私は二寸の八番の鍼をゆっくり静かに送り込むように刺した。このとき、安岡さんはピアスの穴を開けられたと思ったらしい。軽くしみるような響きが走る程度でほとんど痛みも感じなかったはずだ。しかし、効果はすぐに現れ、一週間聞こえなかった耳が、治療を終えて帰る頃にはちゃんと聞こえるようになっていた。

「あのままの状態が続いていたら、メニエル病が再発して、またまめまいに悩まされていたかもしれない」

と胸をなでおろす安岡さんに、私はほどなく、次の段階の治療を施し始めた。腰への鍼である。安岡さんは、昔、脊椎カリエスで背骨がつぶれていて、膿のようなものが腰の両側にたまり、それを毎週病院で抜いてもらう、という治療を受けており、その影響で左腰の深さ二、三センチのあたりにコールドビーフ状の層が鉄板みたいに張っていた。ここに鍼を通して、柔らかい腰にしようと考えたのである。

最初は全然鍼が通らず、一ケース五十本の鍼が全部ダメになった。私はあきらめず、マッチ棒くらいも太さがある鍼を特注して、チャレンジを続けたが、刺さるようになるまで半年かかった。ようやく刺さるようになったときには、本当にうれしかった。

それからはまるで田植えでもするように、安岡さんのコールドビーフにせっせと鍼を刺し続けたのである。

今、安岡さんの腰は、格段に柔らかくなった。それは、ご本人が決してあきらめず、私を信用して、きちんと通院を続けてくださったからこそなのだと思う。

加賀まりこさんの全身調整

「私は一番身体を大切にしなければいけないときに先生の鍼治療をしっかりと受けてきたでしょう。だからこの歳になっても、こうやってまだ仕事ができるし、大きな病気もせずにこれたんだと思うの」

とうれしいことをおっしゃる加賀まりこさんの全身には、毎回二百二十〜二百五十本の鍼を打つ。数多い私の患者の中でも、一回の治療に費やす本数ナンバーワンの人なのだ。

舞台から転落した事故で腰を痛めた経験があるため、仙腸関節と第五腰椎は特に爆弾を抱えた状態だが、腰だけでなく、背中も首も頭も、とにかく全身がくまなく疲れきっている、といった感じなのだ。

そんな加賀さんの肌に鍼を当てると、鍼は吸い込まれるようにして身体に入っていく。

そして、刺した鍼を抜こうとしても、身体の組織がまとわりついてなかなか鍼を離してくれない。

加賀さんの身体は、鍼を欲しているのである。

女優という仕事がいかに重労働であるか、加賀さんの身体は雄弁に語る。何度か彼女の舞台を拝見し、楽屋を訪ねて、現場の厳しさも垣間見た。立っているだけでも大変そうな重たいカツラや窮屈な衣装をつけ、観客から美しい姿に見えるように、少し腰を落として背筋だけ伸ばす。そうした無理な体勢で腹からセリフを言うのだから、全身がくたくたに疲れて当たり前である。

緊張感もすごい。舞台の初日が近くなると、お腹をこわして脱水症状になることがよくあるようだ。

そういう加賀さんが、少しでも身体をケアしようと私の治療院に通い始め、

「私の身体はいつまでもつのかなあ。六十歳までこの仕事、やっていられるかしら」

と心配そうに話していたのがざっと二十年前である。女優さんに歳の話は禁物かもしれないが、心配していた「六十歳まで」を無事に乗り越えて、ふともらした感想が、冒頭の発言である。

加賀さんに使う鍼は、特注品だ。ひととおり全身への鍼を打ち終わり、ここまでですでに百四十～百七十本は刺していて、普通の患者ならそれでおしまい、という頃になって、ようやく加賀さんの身体が緩み始め、そこから加賀さんの場合は核心に触れた治療が始まるのだが、この時点から鍼をその特注品に持ち替える。

特注鍼は、太めで、使用する前に砥石《といし》でさらに先端をわざと荒っぽくつぶすように研《と》いである。ダメになった結合組織を少しでも多く切りたいために、線維をバサバサと切り裂けるように、あえて荒っぽくつぶした〝加賀モデル〟である。

関先生はよく「鍼先が二股になったものがあればいいのに」と言っていた。

この鍼で、腰、背中、肩、首、頭、足、耳の回り、ほっぺた、顎と、経絡人形のツボ全部に刺すように、とにかく全身を刺しまくる。

「加賀さん、どうですか？」

と声をかけるが、動じるどころか、

「気持ちいいわ。もっとドンドン刺して」。

なかでも格別気持ちよさそうなのはうつ伏せになって、二寸五分の鍼を首から目に向けて深々と刺す時だ。そうすると、凝り固まった古い線維がブッブッと音を立てて切れ

ていくのを感じる。加賀さんに感じを聞くと、加賀さんも、

「からまった琴糸がビビビッて切れていく感じね。この音を聞かないと治療を受けた気がしないわ」

と答える。

そして、なぜか役者さんに共通している特徴として、後頭部左に塊があって、どれだけ刺しても感じないほど麻痺している。いかなる鍼を使ってでもその塊がほぐれるまで刺す。

さらに首筋、頭への置鍼をして、腰に三本の灸頭鍼を施す。なかなか抜けない置鍼しておいた鍼をなんとか抜いて、仰向けになっていただき、最後の眼窩刺を済ませ、フルコースの治療がようやく終了。次回の予約を相談しながら、加賀さんは言う。

「ねえ、先生、週に二回来てはダメかしら。一週間が待ちきれないもの」

失礼な言い方かもしれないが、かわいらしい人である。

横澤彪さんの癌

約二十年前、フジテレビの名物プロデューサーだった頃から、横澤彪さんは週一回き

ちんと治療に通ってくれていた。許容範囲を超えた過密スケジュール、覚え切れないほどの人と会いコミュニケーションをとっていくという限りないストレス。そんな過酷な毎日を乗り切っていくために、鍼を上手に活用してくれていたのである。

「鍼はメディアである」との素敵なキャッチフレーズもいただいた。

その横澤さんが、悪性リンパ腫に冒されたと知ったときはショックだった。けれども、入院中も病院を抜け出して私の治療院へ通ってくる横澤さんが、逆に私を勇気付けてくれた。何があろうと真剣に鍼灸治療を受け続けようというその姿に、私は心から敬意を抱き、ありったけの誠意を込めて鍼を刺した。

下半身のむくみがひどかった。右鼠径部《そけいぶ》から足首までは丸太ん棒のように腫れ上がっていた。通常の三倍という抗がん剤投与によって、全身の毛が抜け落ちていた。治療中に足がつって苦しむこともあった。

それでも私の診療ベッドに身を横たえ、黙々と鍼を受ける横澤さん。それはまさに闘いだった。癌と横澤さんとの死闘だったのだ。

勝ったのは横澤さんだった。鍼灸治療を重ねるたびに、下半身のむくみや右足首の腫れがきれいに消えた。今では元のようにすっかり元気になり、「前より毛が多くなっちやった」とふんわり黒く生えてきた頭を撫《な》でている横澤さんがいる。

病気を治すのはやはり、患者本人の決意と力なのである。西洋医学も、鍼灸をはじめとする東洋医学も、それをサポートするに過ぎない。

第六章　恩師の言葉

鍼との出会い

鍼と出会ったのは中学三年のときだった。

幼い頃から柔道をやっていて腰を痛め、整形外科にずいぶん通って、牽引や脊髄《せきずい》注射の治療を受けていた。それがあるとき、新聞に「脊髄注射失敗で死亡」という記事が二日続けて載り、病院に行くのが怖くなってしまったのだ。

かねて整形外科の先生から聞いていた「腰や膝などの痛みには、鍼灸がとてもよく効くことがある」という話も頭にあった。

鍼灸院は自宅からごく近い所にあった。人生にはいくつもの〝もし〟があるが、後で振り返ってみると、運命のようなものを感じざるをえない。あのとき、私の家の近所に鍼灸院を開いていたのが普通の鍼灸師で、私が「鍼なんて効かないじゃないか！」と感じていたら、私と鍼の縁はつながらなかったに違いない。

幸運にも、私が飛び込んだ鍼灸院は、福島弘道《こうどう》先生の営むものだった。先生は、脈診《みゃくしん》流《りゅう》経絡治療の実践の大家であった。脈診流とは、脈を診て患者の容態をズバリと判断し、経絡に沿ったツボに鍼を刺し、また置鍼をする治療法だ。手足に五～六本ずつ、腹部と腰部に数本、脈を診ながらまた数本、という感じであった。

現在の私の治療法とはまったく違って、鍼の痛みなど感じさせない実に心地よい鍼である。

福島先生は、戦争で目が不自由になってしまったということだったが、なかなかの美男子で、並外れたパワーも感じさせる方だった。初めて脈を取られたときの先生の手の感触は今でも覚えている。当時、全国から講演に招かれる大御所であった。

私は、先生の治療を二、三度受けたら楽になった。「鍼って、本当に効くんだな」と実感した私は、中学生ながらその不思議な威力に驚いた。しかし、「よーし、オレは日本一の鍼師になって、世界から腰痛をなくしてやる！」などと熱血を燃やしたわけでもない。

生まれ持った性格なのか、時代の影響か、中学を終え高校を卒業した私は、日本全国をあてもなく放浪する旅に出た。当時の流行り言葉で言えば〝フーテン〟していたのだ。もろに団塊《だんかい》の世代である。高度成長にも学生運動にも乗り切れない若者の形態としては、ほかに〝ヒッピー〟とか〝アングラ〟なんていうのもあった。

ともあれ、フーテンの旅から帰った私は、また福島先生の治療院に通い始めた。そして、そのうちに、そこで書生をしていた岡田洋一先生と親しくなり、よく鍼治療を受けた。

ある日、腰の痛みがきつく、治療台でうつ伏せになっていたとき、背中でサクサクと何かをしごく音がし、「竹村君、息を吸ってー、はい、吐いてー」と言われた途端、腰部に何か重いものが一瞬の熱さとともに入ってくるのを感じた。爪楊枝よりも太い大鍼を打ち込まれたのだ。

痛いというより、重い心地よさが腰部を取り巻いた。セーム革でしごかれた太い鍼を刺しっ放しにされているその感覚は、よだれが出るくらい気持ちよかった。「効いた！」と思った。

その岡田先生が慕っていたのが、関卓郎先生であった。私の運命を決めた人である。

医者ができないことをやれ

関先生は、岡田先生の通っていた専門学校で講師を務めていた。関先生は、経絡治療の名医中の名医・栗山平吉先生を尊敬し、その治療法を臨床家たちに教えていた。栗山先生は、脉診で妊娠二週間を確認できる手をお持ちになった方である。鍼灸を志す人ならば、柳谷素霊《やなぎやそれい》先生の名を知らぬ人はいない。鍼灸の啓蒙の偉大な先駆者であり、私が通った学校の創始者でもあるのだが、その素霊先生が栗山先生のところへ治療方法を習いに来ていたという。

私も栗山先生に鍼を打っていただいたことがあるが、中脘《ちゅうかん》に二寸五分、十五番の銀鍼を打たれたときの感触ははっきりと覚えている。また、その同じ鍼が、足関節を静かに貫通したのをこの目で見たときは、まるで手品かと思うほどの鮮やかさであった。

しかし、関先生は、この栗山先生の治療法を深く学び、実践治療に取り入れ、独自の解釈と鍛錬を重ねた末に、いわば〝関流〟ともいうべき治療法を確立していた。今の私の治療法は、それを基本にしたものである。

関先生は、速刺速抜、刺したいところへどんな刺し方もできる卓越した技術を駆使し、経絡にこだわることのない革命的で実践的な治療法を行っていた。一か所に鍼を刺すと身体に変化が出る。肌の色が変わって、筋肉の凹凸《おうとつ》や突っ張りが感じ取れる。その気になるところへ次々と鍼を刺していく。実に鮮やかなものだった。

さらに、穏やかな人柄、私たち後輩への的確な指導。私は関先生に心酔した。

先生が教える鍼灸専門学校へ入学することができた。あまり熱心には学校へ行かなかったので、在学中のことはよく覚えていない。授業で関先生と出会えたのも二年生からだった。記憶にあるのは、関先生の臨床の授業と鍼灸実技、人体の筋肉と経絡の密接な関係をマッサージの実技を通して分かりやすく教えてくださった水上信明先生の授業、天才治療家・井上良太先生の按摩の実技だけは欠かさず出席していたことだ。

あとは現場での修業を心がけた。スポーツセンターなどの施設に詰めて、年中無休で日に十〜二十人は按摩マッサージをこなしていた。

「まず十年間は揉んで揉んで揉み抜け」という関先生の教えを実践しようと考えていたのである。

先生に教えていただいたことは数え切れない。

「まず十年間は、揉んで揉んで揉み抜き、手に目をつけなさい」

「鍼には秘伝も奥義もない。とにかく、どこへでも刺せ。鍼はどこへでも刺せる」

「治してやろう、なんて毛頭思うな。指先一本でも楽になってもらおう、という気持ちを忘れてはいけない」

などの根本的なスタンスは、今も私が拠って立つところだ。鍼灸師は鍼を刺さなすぎる、自己本位の技に陥ることなく、患者が少しでも楽になるように最善を尽くすべきだ、という先生の思いが、それらの言葉には込められていたのだと思う。

また、

「鍼灸は雑学なんだ。医者がやらないことをオレたちがやらなければいけない」

「施術者にとって最も大切なのは、人間性なんだ」

といった言葉は、年数を経るほどに私の中で重みを増す。若いときにはわからなかった深い含蓄が少しずつわかってきた。

たとえば昨今の病院では、医師が患者の顔を一回も見ない、なんてことがあり得る。何時間も順番を待っている人々を効率よくさばかなければならず、カルテとコンピュータ画面を見比べながら、「お薬、出しときますね」と数分で診察を終える。患者の話をゆっくり聞く暇なんてまずない。患者はもちろん、医師だって不本意だろうが、現状では仕方ない部分もあるのだ。

そのような、今の西洋医学でカバーしきれない部分を補うのが、鍼灸の役目ではないだろうか。患者の話を聞き、顔や身体をじっくり観察して、直接身体に触れ、鍼をメディアとするコミュニケーションを取って、一緒に病気やケガを治そうと本気になる。そこには、薬や設備の革新といった文明の力はない。代わりにあるべきなのは、人間性である。診る側の責任感と、診られる側の信頼感、と言ってもいい。

経営面を考えるのなら、私の治療院も、診療ベッドをいくつも置いて、弟子をたくさん雇い、ポイントだけを私が診る流れ作業にすれば、飛躍的に効率はアップする。

しかし、私にはそれができない。一人ひとりの患者が靴下を脱いだときから、またそれを履くのを見届けるまでが治療だと思う。

医者のできない、人間性による治療を行うことが鍼灸師の社会的使命である、という関先生の教えを実践していくために、診療台一つ、個人営業のスタイルを、鍼と艾《もぐさ》を置くその日まで私は守り続ける覚悟でいる。


「先生、鍼が抜けません！」


関先生の言葉を一つひとつ思い出していると、あらためて気づくことがある。

一人の若者が、鍼灸師を志し、開業し、治療院を繁盛させ、患者に満足してもらうためには、何を考え、どのように行動したらいいか。先生のさまざまな言葉は、「鍼灸師たる者が何を目指してどう生きていけばいいか」について、あらゆる視点からアドバイスしてくれたものだった、ということである。

そこには、鍼灸の持つ社会的な意義や使命といった大局的な視点があり、それをどう生活の手段として結びつけるかという現実的な視点があった。理想と現実が両方きちんと語られていた。

若い修業時代には、その実践的なアドバイスがずいぶん役に立った。

「一日でも早く自分の治療院を開きなさい。人に使われているうちは、本当の責任感は出てこない。また、患者との深い信頼関係も築けない」

「どんなきれいごとを言うよりも、鍼灸治療家として実際に食っていくことが大切だ」

あるいは、こんな過激なことまで言われていた。

「患者がひっくり返るくらいの効果がある鍼を打ってみろ！」

若いうちはいろんな経験を積んで鍼灸師としての財産を蓄えていけ、という教えは私たちにとって心強かった。

私も、往診治療の際に何度も関先生の助けを必要とし、何度となくフォローしていただいたし、全国の若い鍼灸師から先生にＳＯＳの電話が入ってきた。

「先生、ホントに患者がひっくり返りました！　どうしましょう？」

「先生、鍼が抜けません！　どうしたらいいですか？」

ひっくり返ったりお腹が痛くなったりするのは、ある箇所に偏って鍼を打ちすぎ、血が集まってしまうからだ。それを防ぐために、全身にバランスよく鍼を入れなければならないのだが、もし治療中にけいれんを起こしたり、ひっくり返るほどの症状が出てしまったのなら、まず第一に、手のひらで胸部、腹部、肩背部、腰部を丁寧に強く、または強弱を交互にして軽擦する。そして、少し落ち着いたら、特効のツボ、合谷《ごうこく》、足の三《さん》里《り》、頭のてっぺんの百会《ひゃくえ》に、お灸を三〜五壮すえればよい。

また、帰宅後にお腹が痛くなった、というような場合は、熱い風呂に入って身体を温めると、刺鍼した後の組織が早くこなれ、全身のバランスがよくなって、痛みが取れることが多い。

鍼が抜けないのも、捨て鍼と言って他のツボに鍼を刺してやれば、抜けなかった部分の筋肉が緩んで抜けるようになる。

対処法がわかれば、いずれも全然あわてることはないのだが、経験がないとかなり焦る。そういうときのＳＯＳに応えて、的確な指示を出してくれる関先生の存在は本当に大きく、ありがたかった。

患者の心臓発作

私にも冷や汗が流れるような思い出がある。

鍼灸学校在学中にスポーツセンターで修業していた頃のことだ。よくマッサージを受けてくださっていた女性が、長期のスペイン旅行から戻り、即治療を受けに来た。旅の疲れでひどい肩凝りだった。今思えば脱水症状だったのだが、私はマッサージを終えた後、もっと楽になってもらおうと思い、彼女の了承を得て、肩中心に鍼を打たせてもらった。

「あなた、マッサージも上手だけど鍼も上手いのね。すっかり楽になったわ。あんなに凝っていたのが嘘みたい」

治療が終わると彼女はそう言って、大変喜んでくれた。

ところが、三十分かそこら経った頃、真っ青な顔をした男性が現れて、

「あなたが竹村さんですか?」

と声を震わせるではないか。

「うちの女房を治療したのはあなたですね。女房が大変なんです。心臓発作を起こして、

口もきけない状態です！」

救急車に自分も一緒に乗り込み、病院へ向かった。途中、ご主人に聞くと、この人は日頃からニトログリセリンを常に携帯しているほど心臓が悪かったのだという。

心臓病の人の場合、肩凝りへの強い治療は禁物である。急に血行がよくなって、勢いよく心臓へと流れ込むと、大きな負担がかかって発作を起こす恐れがあるからだ。

まさにそのケースだったわけで、救急車の中で、うずくまって苦しむ女性の姿を目《ま》の当たりにしながら、私は愕然としていた。ああ、鍼灸師としての道もこれで閉ざされてしまうのだろうか、と。

幸い、その奥さんの発作はすぐに治まり、ご夫婦は事を荒立てることもなく、その後も治療に通って来てくれたが、私は不安な気持ちを抑え切れず、関先生に電話をかけて事の顚末《てんまつ》を報告した。

すると、先生は、

「落ち着いてしっかりと見届けなさい。経験をしっかりと受け止めなさい」

とおっしゃった。

このアクシデントから私は、「一か所に打ち過ぎてはいけない。全身のバランスを常に考えなければいけない」という治療の鉄則を頭に叩き込んだ。

石にもゴキブリにも刺した

「鍼には秘伝も奥義もない。とにかく、どこへでも刺せ。鍼はどこへでも刺せる」という先生の言葉を実践するために、若い頃の私は、本当にどこへでも刺した。といっても、いきなり人体のどこへでも刺したわけではない。

まずは野菜や果物から始めた。ナス、キュウリ、トマト、ダイコン、リンゴ、ミカン、バナナ、イチゴ、カキ。それぞれに刺し心地が違うし、鍼応えが違う。そのうちに、高価なものにも刺したくなって、鍼を持って高級果物店に行き、一個一万円のメロンにそっと刺したりもした。一歩間違えば、「高級メロンに針」などという見出しで新聞の社会面をにぎわしていたかもしれないではないか。

植物にも刺した。松、杉、桐、銀杏《いちょう》、檜《ひのき》。洋服にも革製品にも発泡スチロールにも石にも刺してみた。石には刺さらない。わかりきっていることだが、どうしても刺さらないときの感触を覚えておきたかった。

次は、生きているものに刺した。ハエ、ミミズ、トカゲ。ゴキブリに刺したときは、鳥肌を立てながら刺した。拡大鏡でゴキブリの顔を初めてじっくりと見たが、すごい顔をしているのである。それにいくら刺しても死なない。

自宅で飼っていたミドリガメは、毎日刺していた胸腺のあたりに成長ホルモンのツボがあるらしく、二か月で驚くほど大きくなってしまった。犬がお腹を壊したので治療してやったら、お腹は治ったが、それ以来私には近寄らなくなってしまった。

マタタビを焚いて野良猫を集め、手足を縛って治療を施しもした。刺す場所によって、また同じ場所でも刺し方によって、気持ちよさそうにのどをゴロゴロ鳴らすときもあれば、ギャーッと悲鳴を上げたりもする。お灸もずいぶんすえた。大変勉強になったと思う。

動物虐待とお叱りを受けるかもしれないが、少なくとも、あの頃、私の自宅界隈の野良猫たちは、そろって体調がよかったはずである。

私は常に、毫鍼《ごうしん》という髪の毛くらいの細い鍼と鍼管を、ポケットにしのばせていた。気になるものを見つけたら、鍼を刺す。鍼管は、歩きながらでも電車の中ででも右手に包みこみ、転がし、右手の一部としてなじむように努めた。

また、一日に一回は座るトイレでは、用を足す間に、タイルの部分に米粒くらいの艾を何個つけられるかチャレンジするのが日課であった。

関先生の鍼の刺し方に一歩でも近づきたかった。感覚を研ぎ澄まし、技術を高めたい。そんな思いでいっぱいだったのだ。

一九七九（昭和五十四）年、私は自分の治療院を開業した。鍼灸師としての生活を本格的にスタートしたのである。

旅の鍼で、出会いの縁

開業して二か月間で治療に来た患者は三人だった。その後もしばらくは、ろくに患者が来なかった。

「開業前に往診をどんどんしろ」

という関先生の教えを守り、修業時代からよく往診していた私は、開業後も往診に精を出した。オートバイにまたがって、二十四時間態勢の往診治療である。都内だけでなく、横浜、伊豆の修善寺といった関東近郊はもちろん、新島や京都、果ては北海道や九州の宮崎まで、声がかかれば全国どこへでも出張した。

そして、一九八〇（昭和五十五）年夏、私が鍼灸治療家として生きていくことを決定づける旅が訪れた。日中友好編集者会のシルクロードの旅に同行したのである。ツアーをコーディネートした旅行社から声がかかって参加したものだ。私は一九七五年頃から頻繁に中国を旅行していた。五十回近く行ったのではないか。関先生がご自分の治療法を講演するという中国旅行にも同行した。そのとき、先生は、腎の治療を基本とし、頭蓋運動が脳圧に関係することや、胸肋間筋や横隔膜が腹圧に関係して、のぼせや頭痛、背筋痛、腰痛につながる、などの点を指摘した。

関先生の理論や治療体系は、鍼灸の本家・中国でも評価が高かったのである。全国から集まったお坊さんだけのツアーにもお呼びがかかり、同行したことがある。当時の中国旅行では、鍼灸師が一人いると、待遇がよかったのは事実だ。

さて、編集者会のシルクロードの旅だが、これが超ハードスケジュールだった。参加された方々は、雑誌の編集長やカメラマン、デザイナー、そして作家の瀬戸内寂聴さんといったそうそうたる顔ぶれで、この約二十名の方々に私はほとんど毎夜、鍼灸治療を施した。

この旅が縁となって、各出版社の編集者たちが私の治療院に通うようになった。瀬戸内さんにもずいぶんかわいがっていただいたし、いろいろなジャンルの作家の先生方が来院するようになった。さらに、女優、男優、カメラマン、デザイナー、画家、医師、政治家……さまざまな業界で活躍する人々が続々と訪れた。

千載一遇の出会いの縁、といったものを感じないわけにはいかなかった。

恩師の死、母の死

一九八二（昭和五十七）年五月に関先生が亡くなった。膵臓癌で、気づいたときには手遅れだった。四十五歳の若さだったから、あっという間に進行してしまった。殉死《じゅんし》だったと思う。朝八時から夜十一時まで治療院を開き、一日に二十人以上の患者に治療していた。その合間を縫う形で、週に一日だけ専門学校で教えていたのは、先生のささやかな息抜きだったのかもしれない。

忘れられない言葉がある。

「鍼灸治療というのは、命の切り売りをしているようなものなんだ」

真剣勝負で鍼を打っていると、自分が消耗するものだ。患者の中の滞りを解消するためには、それだけのパワーが要る。関先生は惜しみなくそのエネルギーを注ぎ尽くして、鍼灸に殉じたのだと私は思った。

温泉が大好きであった先生。私もよく連れて行ってもらった。

「あと×日働くと◯◯温泉へ行けるんだよ」

と言っていた先生の顔が目に浮かぶ。

そのちょうど十年後、私の母が逝った。末っ子でわがまま放題の私がなんとかやってこられたのは、母のおかげである。治療院を開くことができたのも、母が持っていた土地と建物を借り受けてのことだった。

母の死をきっかけに、私はいろいろなことを考えた。このまま鍼を打ち続けていていいのだろうか。ほかにもっとすべきことがあるのではないか。私の身体はあとどれくらいもつのだろうか……。

答えは見つからなかった。こんなとき、私の取る方法は昔から決まっている。フーテンの旅に出る。患者の予約をやりくりしては、二〜三週間の旅を年に二、三度挙行して、心身をリフレッシュすることにした。

行く先は辺境がいい。チベット、ヒマラヤ、インド、メキシコ、ペルー、アンデスなどの山間地へ、私は繰り返し出かけるようになった。

そこで得たもの、つかみ取ったもの、人々との出会いは、あまりにも多い。

それらの旅があったからこそ、私の現在があり、そして今後の道筋もかなりはっきりと見えてきた気がするのである。

チベットの山と高尾山

チベットなどを旅する効用は、まず心身のコンディションが見違えるようによくなることだ。標高四～五〇〇〇メートルの高地で、とてつもなくおいしい空気を味わい、都会では絶対に見ることができない色をした花たち、そして、山々を目にすると、自分自身が浄化されていくのをひしひしと感じる。

メンタルな意味だけでなく、フィジカルな意味でもそうだ。それだけ高地の空気の薄いところへ行くと、歩くだけでも、全身がめいっぱい機能しなければならず、そのために身体が芯から目覚めていく感じがある。

横隔膜を十分に動かして、肺いっぱいに空気を吸い込む。足首を柔らかくしておいて、足の裏全体で大地をしっかりとつかみ、頭の位置、視線、背部、腰部の姿勢に注意して歩いていると、東京での自分がいかに身体を使いこなしていなかったかがよくわかるのである。

最初にチベットを訪れた頃は、すぐにハアハアゼーゼー息が上がってしまい、まともに歩けなかった。それで必ず酸素ボンベを吸わされていた。現地の人は信じられないほどの早さで歩く。荷物を運んでくれるシェルパはもとより、私を出迎えてくれる高僧なども、その歩きは実に自然で、私が二時間かかる道のりを三十分ほどで歩いてしまう。

道端で遊んでいる子どもたちを見ると、裸足の足の裏が吸盤みたいに地面に吸い付いているようだ。砂利だらけの、裸足になったら痛そうな地面である。高僧から子どもに至るまで、彼らはよく歩き、添加物が少なく質素な食生活を送っている。それで足腰が強く、内臓の丈夫な、全身すみずみまで十分に機能する身体ができあがり、それを維持できるのだ。

そういう、人間の身体が本来持っているはずのパワーを、私はチベットに行くたびにまざまざと見せつけられる。そして、横着で汚染された暮らしに慣れ切った私にできるせめてものことは、シェルパの人々の歩き方に少しでも近づくこと、また、身体に負担をかけない呼吸法を身につけて歩き回れるようになることだ、という目標を立てた。

歩き方がうまくなると、高所でも血液に酸素がうまく吸収され、脳に送り込まれる酸素もしっかりと感じとれるほど頭がクリアになっていく。まさに「気」と「血」の滞りが溶け、新鮮な「気」が通った感覚を確認できるのだ。

チベットの薄い澄み切った空気を肺いっぱいに吸い込みながら、必死で歩く。東京に帰ってからも、それを忘れないように、またチベットに行ったときに苦しまないように、週に二、三度は高尾山を散策する。朝六時の急行に乗って、高尾山口に着くのが七時前。登頂して下山まで往復三時間のコースを私が歩くと、一時間半かからない。九時前の準急で帰って来て、治療院を開けると、ちょうど朝一番、十時予約の治療に間に合う。

歩きながら特に意識しているのは呼吸だ。全身に空気が行き渡るように、関節が柔らかく緩むように、息を吐き、息を吸う。視線はできるだけ遠くにやり、周りの景色、花や植物を見るようにし、鳥や虫などの音に耳を傾ける。

高尾山ウォーキングで、私の身体は、かなりリフレッシュされる。チベットから帰ったばかりのときは、よく患者さんから、

「勢いがありますね」

「お元気ですねえ」

と言われるし、自分でもそう感じる。治療もはっきりとパワーアップしているのがわかる。そういうコンディションを常に保ちたいので、私は朝六時の急行で高尾山を目指

す。

身体の続く限り、鍼を打つ！

辺境の地に暮らす人々には、大変よく鍼が効く。生活がシンプルで、余計なストレスがなく、身体が鬱になっていないからである。身体がわがままになっている今の日本人とは対照的な暮らしが、彼らの素直な身体の原因だろう。

旅先でいろいろな民族、部族の人に鍼を打つのは楽しい。どこへ行くのにも私は治療道具一式を持って行く。初めての土地では、警戒されて、なかなか治療を受けようという人はいないが、勇敢な者が進み出て私の鍼を受け、曲がらなかった膝がその場で曲がるようになったりすると、あっという間に行列ができる。評判を聞きつけて、隣の村から、歩けずに背負われて来た人が、帰りには歩けるようになる。

「日本から鍼を持った不思議なドクターが来た」

という噂が近隣の村を駆け巡り、歩いて何時間もかかる村から、治療を受けたいという人がやって来る。

チベットへはもう何度も行っているから、

「タケムラは今度はいつ来るんだ？」

と首を長くして待っていてくれるお坊さんやロッジのおかみさんたちも多い。

それだけの熱気に包まれると、私の中から、自分でも思ってもなかった気の力が引き出されたりもする。

ごく最近、ネパール、チベットのアッパードルポ地区を歩いた。それは、五〇〇〇メートル超の峠を三つも越える過酷な歩きであった。このとき、自分がしている鍼灸治療の原点は何か、という問いを突きつけられる出来事に遭遇した。

一〇キロ離れた村から、母親が生後五か月の子を抱いて私のテントにやって来た。見ると、片手に乗るような未熟児で、かなり衰弱していた。ミルクも飲まず、何日も微熱が続き、おしっこが出ていないと言う。ぐったりしている赤ちゃんのお腹を触り、脈を取り、これは私の治療対象ではない、と思った。すぐにでも病院に運び込み、救急処置を施さなければ危ない、という段階なのである。

私は、付いていたシェルパのリンジ氏に、そう伝えるように言った。私にできることはないのだと。気の毒だったが、そうするより仕方ないと思った。

しかし、その子を抱いて、みぞれ降る遠い道のりを帰っていく母親の後ろ姿を見送っているうちに、本当にこれでいいのだろうか、という葛藤が湧き起こってきた。本当に自分にできることはないのだろうか。

私の自問に答える声が聞こえたような気がした。

「治してやろうなんて大それた事を思うなよ。指先一本でもいいから楽になってもらうために全力を尽くすんだ。痛みが一ミリでも減った、と患者が感じてくれればそれでいいんだ」

関先生の声だった。

我に返った私は思わず叫んだ。

「あの母子を連れ戻してきてくれ！」

リンジ氏がみぞれをはねのけるように走り出て、母子を追いかけ、連れ戻してくれた。

私は、かき鍼を施そうと、鍼箱から一本の鍼を取り出し、指輪状の輪にして小児鍼を作り、輪っかの鍼で、また鍼の先端で、赤ちゃんの腹部や背部を軽く叩き、手のひらで何度も撫でた。
四、五分もそうしているうちに、手応えがあった。子どもの身体に気が流れ出し、力が宿ってくるのがわかった。さらに数分続けていると、ピューッとおしっこが噴き出した。

「よし、これでいい」

子どもを母親に返すと、母親は泣きながら私の手を握り締め、「アムジ、ありがとう」と繰り返し言った。アムジとは、チベット語で薬草を使う治療師への敬称である。

私のほうも母子に感謝した。関先生の言葉を、鍼灸師としての原点を、再確認させてもらったからだ。信じれば必ず奇跡は起こる、ということを確信させてもらったからである。

治療家は臨床に携わっている限り、常に試されていることを感じた。

身体が続く限り鍼を打ち続けよう、と私が本気で思い始めたのは、チベットへ足繁《しげ》く通うようになったここ数年のことだ。母の死をきっかけに生まれたさまざまな迷いへの答えを、私はチベットで見つけたように思う。

第七章　この鍼灸を伝えたい

鍼
SHINKYU
灸

鍼灸道〝関メソッド〟を貫く覚悟

チベットにあるカイラース山は標高六六五六メートルの高峰で、チベットの人々はカン・リンポチェと呼ぶ。「尊い雪山」という意味だ。人が登ってはいけない神聖なこの山は、チベット仏教やヒンズー教、ジャイナ教、ボン教にとっての聖地であり、巡礼者たちは、この聖山を仰ぎながら、四六七五メートルの出発地点タルチェンから五六六八メートルの巡礼路最高地点ドルマラ峠を越えて、一周五三キロの道のりを十三周もする。

二〇〇〇年に私はカイラース山を約五十日間の行程で旅した。まさに高山病との闘いの日々であった。一七キロも痩せて、日本に帰国した際には、穿《は》いていたズボンがぶかぶかになり、ずり落ちてしまうほどだった。

この聖山を歩くために、五年前から南米のアンデス、ヒマラヤ、チベットの三〜四〇〇〇メートル以上の山々に出かけ、本格的なトレーニングを積んでいた。にもかかわらず、激しい頭痛や、高熱、吐き気に襲われ、全身がむくみ、鼻血が噴き出した。胃は食物を一切受けつけず、のどを通るのは水のみ、という極限状態。それでも自分で鍼を刺しては、歩き続けた。

「なぜ、こんな思いをしてまで、オレはこの山を歩くのか」

幾度となくしゃがみこみ、自問していると、その脇を静かに五体投地の巡礼者が横切っていく。真っ直ぐに正面を見定め合掌し、合わせた手をそのまま頭上に持っていき、膝をついて、おでこを地面につけひれ伏して、前進していく。大自然の中で大地の感触を確かめようとするかのような五体投地は、私には、人間が大地に治療されているようにも見えた。

その姿を見つめていると、一つひとつの動作に吸い込まれてしまい、鎮静作用があるのではないかと思うほど気持ちが落ち着いていった。人間の理解の及ばない大きな力が私の身体を包み込み、気力という「気」の流れが生まれたようにも感じた。

気持ちが落ち着くにつれて、空気の薄い五〇〇〇メートルの地で、五感（視、聴、嗅、味、触）がより一層研ぎ澄まされていくのを強く感じた。

そして、どこからか響いてくる関先生の声をはっきりと聞いた。

「竹村、お前、何を迷っているんだ」

「迷っていたら、いい鍼は刺せないぞ」

ドルマラ峠を目指し、無心で歩いた。突然、岩山と岩山の間から、すごい迫力で聖山カイラースが現れた。さまざまな迷いが振り払われて、身体が浄化されていき、これからの自分がはっきりと見えてきたように思えた。

「一生、鍼を手にして生きていくのだ」

「俺にはこの鍼灸しかない」

という確信が生まれた。

鍼灸は自分にとっての生き方そのものである、という決意が生まれた。

それがカイラースで得た最大の収穫であった。

「痛い鍼」から「イタ気持ちいい鍼」へ

「この鍼灸」とは、恩師である関卓郎先生の治療法をしっかりと踏襲したもので、関先生から授かった質の高い基本の上に、二十年以上の時間を経て身に付けた自分なりの鍼灸施術法である。

本書でここまで記してきたような基本治療と、太くて長い鍼を深くきちんと刺すという施術法である。

カイラースから帰ってからの私は、自分の治療が進化し続け、今までにないエネルギーが出てきているのを感じた。

そして、その後一年の間に、三回も五〇〇〇メートル以上のヒマラヤの山々を酸素ボンベなしで歩き通すことができた。歩けば歩くほど、手の感覚がよくなり、自分の身体によい「気」が集まって、よい流れ方をしているのを確信していった。

二十五年以上、私の鍼灸治療を受け続けている何人もの患者から、鍼の打ち方が以前とは少し違ってきたことを指摘されるようになった。施術者は、一生、患者から教わり続けるのである。

どう違ってきたかというと、より的確な部位に手がおさまるようになり、刺した組織の鍼応えがより精確に手に伝わってくるようになった。患者の身体の動き一つ一つが、より鮮明に把握できるようになった。

かなり太い鍼を刺しても患者が痛がらなくなったし、人によっては鍼の本数も減った。緩めるべきところにより的確な鍼を刺せるようになったために、患者の身体も鍼を受け入れやすくなり、過激な鍼を打ってもあまり痛みを訴えないどころか、

「なんとも言えないほどイタ気持ちいい鍼ですね」

などと言われるほどだ。

私の代名詞でもあった「痛い鍼」は、よりいっそう効果的な「イタ気持ちいい鍼」へと進化したのだろうか。

後進を育てたい

カイラースから帰って変わったことがもうひとつある。

後進を育てよう、という気になったことだ。

関先生が亡くなられた後、さまざまな出来事を経て、先生に教えられた鍼灸施術を一人で続けていた頃も、その十年後に母が亡くなり、ただ歳を取っていく自分にいらだちを覚えていた頃も、私には弟子を育てる気持ちなどさらさらなかった。

これまで私には、弟子と呼べる存在はただ一人しかいない。

母を亡くしたちょうどその頃、掃除、洗濯の手伝いに来ていた、当時十九歳の土居由紀である。彼女は突然、

「鍼灸の学校に行きたいのです」

と言った。私は彼女に、決して途中で挫折しないことを約束させた。

鍼灸学校に入学し、無事に卒業した土居は、彼女なりに厳しい時間を過ごしたのであろう。私の側で自然に育ち、気が付いたら、弟子となっていた。私が関先生という人間に触れ、治療法を学んだように。

技術を学ぶということは、本来、そういうものだと私は思う。人から与えられるのでなく、人を見ながら自らが考え工夫し磨いていくものだ。

彼女はその後結婚して出産したが、私は、彼女に子どもをしっかりと育てるように促し、赤ちゃんを預けることなしに子連れで出勤させた。

子育ての中でも、土居の鍼灸の腕は鈍らなかった。それどころか、落ち着いた的確な鍼を刺すようになった。子を育てながら、自然と身に付いた母親の自信なのか。

「一日三千回」で手が変わる

現在、私の治療院には二十人以上の鍼灸を志す若者たちが来ている。

土居由紀にも竹村鍼灸院の初弟子として手伝ってもらいながら、一人でも多く〝この鍼灸〟ができる臨床家を育てたいのだ。

「この鍼灸を終わらせたくない。終わらせてはいけないのだ」

カイラースから帰って、私はそういう使命感のようなものを自覚するようになった。関先生より踏襲したこの鍼灸を私で途切らせてしまっては、私に鍼灸臨床家という道を歩ませてくれた関先生に合わせる顔がない。

後進への指導は、私にとっては正直、難行苦行である。今の時代、若者たちに気難しい〝職人気質〟を求めていると、きっとだれもついてこられないだろう、とわかっている。しかし、この高いハードルを越えてもらわなければ、鍼灸臨床家にはなれないのだ。

世代のギャップ、感性のギャップ、理想と現実のギャップ。あらゆる落差にうめき、苛立《いらだ》ち、憤りながらも、私は自分をさらけ出し、心を開いて、本音で生徒たちに接していこうと思う。

まず生徒たちにわかってもらいたいのは、人間の身体は十人が十人、百人が百人、千人が千人、誰一人として同じでないことである。教科書の通りには絶対いかない、ということである。

そのことを知るためには、按摩・マッサージをしっかりと身に付けることだ。

「手に目をつけるために揉んで揉んで揉み抜け」

という関先生の教えの継承であり、徹底的に習得させている。

現在、鍼灸専門科と言って、按摩・マッサージを鍼灸から切り離してしまい、教えない学校もあるのだが、私には信じられない。按摩・マッサージを習得せずして、人間の生身の感触をどうやって手で確かめられるのか。現実に効果のある鍼を刺し、的確な灸をすえることができるのか。よほどの天才でもなければ、不可能なことだろう。

按摩・マッサージに習熟すれば、人体の仕組みや、その人の身体の特性が肌で感じ取れるようになるのである。どこがつらいとどのあたりが凝るのか、どの疾患のツボがどのあたりに出るのか。その人の身体はどこに弱点があってどんな問題を抱えているのか。按摩を身に付けて、それらを一つひとつ自分の手で確かめていくことが、鍼灸を施すにあたって大きな財産となるのである。

それだけではない。痛い鍼、熱い灸に対して不安感や緊張感を抱えている患者は、温かい施術者の手を感じることで、安心感を持ちリラックスできるという効果がある。つまり、按摩・マッサージには鍼灸をスムーズに行えるようにするという大切な要素もあるのだ。

私は、鍼を一本打つごとに刺した部分を指で軽く押さえ、患者が痛がる反応を示したときには、自然と掌が軽擦している。これは按摩・マッサージのそういう効果を応用した鍼灸施術の基本である。

さらに施術者の側も、患者の身体に直接触れ、筋肉を柔らかくしていくうちに、その人の身体の特徴だけでなく、感性や性格までも感じ取れるようになり、その個性に応じた治療の進め方ができるのだから、按摩・マッサージの重要度は高い。

先日、私が学生時代に按摩を習った井上良太先生が講演をなさると聞き、生徒たちを連れて出かけた。たしか私は、先生の第一期の生徒であり、お話を聞くのは二十五年ぶりくらいである。

現在も小守スポーツマッサージ療院の院長である井上先生の指の動き、手の進み方は、まさに神業《かみわざ》である。関先生も、井上先生の按摩の技術を高く評価し、よく話題にされていたことを思い出す。

その井上先生が若き日の私に教えてくれたのは、

「自分の太ももを両手で一日三千回、軽擦しなさい。ズボンが擦り切れるくらい軽擦するんだよ」

ということであった。

そうやって一心に修業してさえいれば、手はどんどん変わっていき、いつか必ず手に気が集まるようになる。

「治療家の手となるように、神様が恵んでくれる」

井上先生はそう言われたのである。

二十五年ぶりに拝聴した講演でも、この持論は変わっていなかった。治療に使うツボはせいぜい三、四十も頭に入っていればよし、という点も、治療家として何よりも大切なのは人間性である、という姿勢も当時と同じだった。

久々に「本物」を目の当たりにし、私にはいっそうの励みとなった。生徒たちにもおおいに勉強になったはずだ。

発泡スチロールは絶好の練習台

私の若者たちへの指導は、徹底して実践させることである。

たとえば、発泡スチロールに鍼を刺させる。これがけっこう難しいのだ。想像しているより抵抗感があるし、全体の組織が均一でないために刺す場所によってさまざまな鍼応えがある。二番、三番と細いものから、鍼の太さも長さもいろいろと用意する。

私自身がそうしてきたように、

「野菜や果物にも生き物にも、どんどん鍼を刺せ」

というアドバイスもするが、それも鍼応えの違いをはっきりと感じ取る感覚を磨いてほしいからだ。

そして、そういう感覚を大切にしながら、

「鍼は全部刺し切れ」

と指導する。そうすると、おのずとどこで鍼を止めるかという感触が手につく。

鍼を刺すときは、抵抗感に負けずに刺し切らなければいけない。怖がって鍼を刺し切らないと、患者に不安感を与えるだけで効果的な鍼にならない。

線維を突き破って、きっちりと鍼を刺し切る感じを、まずは野菜や果物、樹木、ゴキブリなどを相手にして、自分のものにしてもらいたいのである。

それができなければ、人の身体に鍼は刺せないだろう。なにしろ、人間の身体の線維は、それらの何千倍もしなやかで、また強靭《きょうじん》でもあり、刺しにくいデリケートなものであるからだ。

お灸に関しても、艾《もぐさ》のきめ細かい丸め方、ひねり方がいつでもできるように指導する。

灸頭鍼にのせる艾を整えるのはなかなか難しい。バランスよく鍼に艾がのらないと効力がないし、使う部位によって適度な艾の大きさと固さが異なってくる。いい塩梅《あんばい》に艾を丸め、ひねり、米粒大に整えられるようになるために、タイル、スイカ、鉛筆など、いかなるものにもすえられる技術を私は生徒に求めることにしている。ちなみに、按摩・マッサージが上達すればするほど、艾の扱いもうまくなる。按摩・マッサージはやはり鍼灸の基本なのである。

自分自身を躾ける

「俺がやってきたことを竹村は半分の時間でやらなくてはダメだ。そして、お前の下に続く者は、その半分の時間で身に付けないといけない」

そんな関先生の言葉をしみじみと思い出したのも、最近、母校の鍼灸専門学校で臨床講座なるものを行い、多くの若者に接したせいである。彼らを見ているうちに、関先生の面影が私の脳裏に浮かび、先生が言われたような「厳しい心構え」を果たしてどれだけの者が持っているのか、心もとなく感じたのである。

そして、治療家は施術するにあたって、まず自分自身を躾《しつ》けないといけない、ともあらためて思った。

学校の指導体制は、勉強勉強で、理論が第一で成り立っているようだ。生徒たちは鍼灸の難しい理論ばかりに頭が行っていて、もっと根本的な治療家としての姿勢や礼儀作法、言葉遣いなどさえまるっきり躾けられていない。人からものを教わる態度もなっていない。

無神経でガサツな人間が多すぎる。これでは、治療家としての感性など、求めるほうが無理である。

鍼灸学校に入り、治療家を目指すということは、二十代であれ四十代であれ年齢に関係なく、自分の生き方を定める、あるいは変える、大事な分岐点にいるということだ。せめて治療家になるための身構えや志くらいは、自分の中にしっかりと持っていてもらわないと困る。

以前に、鍼灸学校を出て免許を取得し治療家を志す者が何人か訪ねてきたときも、驚くことばかり、あきれることばかりであった。

三十を過ぎて満足に挨拶《あいさつ》もできない、言葉遣いが悪い。人が脱いだ履き物を揃えるどころか、自分自身の履き物も揃えられない。乱れているスリッパを直そうともせず、その上を飛び越えて行ってしまうのだ。

このような連中が治療家を志すのだから世も末である。一体どんな育ち方をしてきたのだろうか。学校では何を教えているのか。

縁があって自分の治療院に来た生徒たちと私の闘いが始まった。それは、私にとって、自分自身への挑戦でもあった。あきれ果てて面倒になり、後進の指導など知ったことか、と役割を投げ出したくなる自分への挑戦である。

時代のせいだと諦めたら、それでおしまい。こちらから発信すべきところは発信して、手取り足取りできるところはそうして、ある地点までは道案内を根気よくしてやらなければ、なかなか後進は育たない。

そう覚悟を決めての闘いである。

タオルのずれにもこだわる感性

幸いにして生徒たちの何人かは、私との闘いに耐えて、鍼灸学校を卒業し国家試験にも合格して免許を取得したが、鍼を刺す、灸をすえる、按摩・マッサージをする、それ以前の問題があまりにも多かったことは紛れもない事実である。

しかし、考えてみれば、彼らも気の毒ではないか。ものを知らないのは、これまでだれにも注意してもらえなかったためなのだ。間違いを正し、使うべき言葉や取るべき態度、人への礼儀作法をだれにも教えてもらえなかった。

それなら、私が教えるしかなかろう。人としての基本的なあれこれを含めて、施術者としての立ち居振る舞いを一つひとつ根気よく教えていくしかない。

「おはようございます」

「こんにちは」

「お大事にどうぞ」

「失礼いたします」

「お気を付けてお帰りください」

私は、生徒たちがこれらの言葉を自然に発せられるように、徹底的に訓練する。

こざかしい生徒は、慣れてくるとつい、

「いらっしゃいませ」

「ありがとうございました」

などと言ってしまうが、そんなときは、

「ここは治療院だ、飲み屋ではない。『ありがとうございました』は心の中で言え。その言葉は口が裂けても声に出すな」

と注意する。

こうした基本的な言葉遣いに加えて、身なり・服装、物の食べ方、階段の上がり方、歩き方など、気が付いたところは片っ端から注意する。自分ひとりではいくらやってもきりがないので、現在は、先輩から後輩へそうした指導をやらせてもいる。そうやって、私がいなくても、なんとしてでも後につなげてもらいたいのだ。

しかし、注意して直ることと直らないこと、直る者と直らない者がある。

こんなことがあった。大勢の生徒の前で、診療ベッドのタオルの敷き方、枕の置き方を教えていたとき、

「タオルの位置が五センチずれてるぞ」

という私の指摘に対して、ある生徒が、

「タオルの位置が五センチずれてるからって、何か治療に関係があるんでしょうか？」

と理屈で反論してきたのである。

私は説明を省いてこう答えた。

「あなたには、鍼灸師は無理です。奇跡が起こってもなれません」

省いた説明は、しようと思えばもちろんできる。ベッドに上がる人は、背の高い人もいれば太った人もいて、それぞれに枕の位置も、毎回換えるタオルの位置も違ってくるのだ。ベッドの上に患者が横たわったとき、いかにリラックスした状態でいられるか、仰向けの時、うつ伏せの時のことまで自然と考えられないと、信頼感を得る治療、心の通じ合う治療はできない。

こうした説明をあえてしなかったのは、無駄だからだ。

「技術を教えてくれる人の言うとおりにとりあえず従ってみる」

という素直な感性を持たない者は、施術者には向かないと私は考えている。何も知らないのだから、細かいことをごちゃごちゃ言う前に、とりあえず教わったとおりにやってみればいいではないか。やっているうちにいろいろなことが自然とわかってくるのである。

また、前に使ったタオルを平気で次の患者に使い回したり、タオルのほんのわずかなずれなどどうでもいいと思ったりするような人間には、人を癒すという感性はとうてい持てないはずだ。

このような無神経な治療家を、いったいだれが信頼してくれるだろうか。治療は、患者が玄関を開けたときからすでに始まっているのだ。自分の全身はもちろん、治療院の隅々にまで、目を光らせて、最善の治療を行える環境を整えていなければならない。問題はタオルだけではない。タオルのたった五センチのずれに象徴される感性の問題になる。

感性の問題だから、理屈で説明しても無駄なのである。

それで私は、このような治療家に向かない若者には即刻お引き取り願う。それが世の中のためであり本人のためでもあろう。

気配を感じ取れない人間は、治療家にはなれない。

鍼灸は人間性の交感

病気は、人間が生まれ変わるチャンスなのだと思う。そのきっかけとなるのが治療だ。患者と施術者が、それぞれの人間性と出会い、交感し合いながら、病気の原因をつきとめ、それを解決するために力を合わせていく。

もちろん、長い年月を経た病や、病の元である複雑な原因は、そう簡単には解消しない。そのためには、体質や生活習慣などを変えなければならず、それなりの時間をかけた根気ある治療が必要なのだ。

患者にとって最も大切なことは、本気で治療を受けるという決意をすること、信じること、続けること。そして、身体の状態を改善するために生活のリズムやサイクルを変えていくことである。

そうすれば必ず、身体は甦るはずだし、新しい自分に生まれ変わることができる。

病気になってしまったからといって、くよくよすることはない。病気にならなければ生まれ変われない、と考えればよいではないか。痛みを知らない一生などかえって不幸だと私は思うし、それにまずあり得ないことだろう。いかにして前向きに病と対するか、それが肝腎なのである。

鍼灸は、そういう生き方の絶好の助けになるものだ。必ず人の可能性を引き出してくれる。鍼は人間の身体の一番奥深くまで入る道具である。本来の自分を表に出す道具であり、身体の組織を目覚めさせ、治ろうという身体本来の活力をかきたてる優れた道具なのである。

最近、東洋医学に興味、関心を抱く人が増えているようだ。若者たちの中にも、身体を癒したい、自力で健康な身体を保ちたい、という自覚が顕著に見られる。

しかし、残念ながら、「鍼灸」は、痛くて、熱い、怖いというイメージが強いらしく、多くの者は、覚悟を問われず気楽に敷居をまたげる整体やリラクゼーションマッサージなどへ行ってしまう。

もちろん、その程度のもので身体が癒され、健康が保てるのであれば、それでいいのだが、凝り固まり鬱になって機能レベルが極端に低下している現代人の身体が、そうやすやすと甦るとは私には思えない。

今のような物質主義、高度情報化、経済性最優先のストレス社会で、真の自分を引き出せないで悩み、体調不良を抱えている人の多さを見るがいい。彼らは、もともと自分が持っているはずのエネルギーさえ押し込められて、その結果、心身を病んでしまっているのだ。

若い人たちには、ぜひとも鍼灸を受けてそのよさを知って欲しい。鍼の痛み、灸の熱さを受け入れ、乗り越えることによって、本来の自分を取り戻すことができる、あるいは新しい自分に出会うことができる。無理をしなくてもひとりでにこんこんと意欲が湧き出て、全身に「気」が通るという状態を実感できる。

人間がだれでも持っているはずの、そういう自然な活力さえ取り戻すことができれば、人生はそう苦しくはないものだ。

「痛いのはイヤ、熱いのはイヤ」と怯え恐れることは、病に媚《こ》びることにほかならない。どうか媚びることなく、堂々と渡り合っていただきたい。自分の力を信じ、鍼灸の力を上手に活用して、である。

原点を忘れない

ある患者の家族からこんな電話をもらったことがある。

「先生、ありがとうございました。『私は鍼灸をやっていたからこそ、ここまで長生きすることができた。先生にくれぐれもよろしく伝えておくれ』と母が申しておりました」

二十年以上通院されていた患者の娘さんからであった。鍼灸師冥利《みょうり》に尽きる言葉だ。

「鍼灸を受けていたのに死んじゃった」

「鍼灸を続けていたからこそ、ここまで生きられた」

同じ結果が出ても、人によって受け止め方は大きく違うものだ。この大きな違いに直面したとき、悩みに悩んだ。どうすれば、後者のような受け止め方をしてもらえるのだろうか、と。

けれども、結局のところ、治療の技術や成果を判断するのは、患者のほうなのである。治療家の人間性を受け止めてそれを評価するのは、患者の人間性なのだ。先にも述べたが、鍼灸は打つ人と打たれる人の人間性の交感なのである。そういう意味で、鍼灸治療家は、患者によって育てられていく。

そのなかで鍼灸師がなすべきは、真剣に治療に取り組むこと、鍼灸を受けてよかったと思ってもらえるように、一生、稽古を積んでいくこと。それ以外には何もない。

鍼灸は人であると思う。

うまい鍼、へたな鍼、上品な鍼、下品な鍼、意地悪な鍼、愛嬌のある鍼。

鍼灸には見事に人間性が出る。そのときの施術者の心身のコンディションが如実《にょじつ》に現れてくる。

そのことを常に肝に銘じながら、品格ある鍼を打ち、灸をすえなければならない。

どんな人が治療院の玄関をくぐってくるか、わからない。そしてその人が、自分の技術や人間性をどう評価するかもわからない。しかし、どんな人がどのような気持ちでべッドに上がろうとも、自分の手さえできていれば、施術はできるのだ。鍼と艾をメディアとしてコミュニケーションをとっていけば、患者一人ひとりに対するオーダーメイドの治療は必ずできる。

患者に合う鍼と自分の手に合う鍼、そして、品質のよい艾を揃え、何よりも受け入れ態勢のよい掌《て》を作ることだ。

現在の鍼灸は、脈診《みゃくしん》の経絡治療、いわゆる古典派とも言うべきものが主流である。そのなかにあって、私が確信を持って後進に伝えようとしている〝この鍼灸〟は異端に映るかもしれない。

しかし、私は信じている。「素問《そもん》」「霊枢《れいすう》」を学び、六部定位脈診で、兪穴《ゆけつ》・募穴《ぼけつ》が虚だとか実だとか、そんなことはどうでもよいことであって、何よりも大切なのは、揉んで揉んで揉み抜き手に目をつけることだ、と。

そういう治療家の掌を作り上げるための真剣な修業こそが、鍼灸の古典なのだ、と。

鍼灸を志す若い人には、そういう原点をいつまでも忘れてほしくない。

おわりに

パウダースノーが舞うマイナス七度の銀世界、秋田県の玉川温泉に来ている。この著名な湯治場へ身体をほぐしに来るのは年中行事で、もう十三年目になる。

日本一の強酸性だという湯は、肌にしみるというよりも、全身の皮膚が破けるみたいに痛い。痛くて痛くてたまらない。

それでも、日本中から訪れている湯治客はみんな覚悟を決め、我慢をして、一日に何度も湯につかる。この季節にここへ来る人は、相当に気合いの入った病人が多いのだろう。どこも悪くない私などは少々肩身が狭いのである。

東京へ戻れば、街中には、リラクゼーションと称して、免許を有しなくてもできる整体、足裏マッサージ、クイックマッサージ等の店が氾濫している。

いかに人々が〝癒し〟を求めていることか。

そして、パソコンも携帯もなかった時代に比べて、いかに人々の身体がダメになっていることか。

こんな時代だからこそ、鍼灸の必要性を痛感する。しかし、鍼灸はあまりにも世間から正しく理解されていないと思う。

「鍼」「灸」「按摩・マッサージ・指圧」は、それぞれが別々の個々の免許で、国が定めた試験に合格した者へのみ渡されるものである。この免許を得てはじめて、治療院として開業することができる。

国から公式に「治療家」として認定を受けている鍼灸師を、もっともっと活用していただきたい。かかりつけの主治医を持っているのと同様に、家の近所にかかりつけの主治鍼灸師を持って日頃から身体のケアをする……そんなふうになってくれれば、人々の心身はおおいに癒され、いま求められている「質のよい生き方」に鍼灸が貢献できるに違いない。

私の師である関卓郎先生が他界されてから、もう二十三年も経ってしまった。四十五歳で亡くなられた先生よりも私は一回り以上も歳を重ねてしまった。

「竹村、臨床をやっていたら、本を書く時間なんてないよ」

という先生の言葉を思い出しながら、今、あえて自分は、先生がやらなかったことに取り組んでみた。

先生が私に伝えてくれた鍼灸というものの奥深い素晴らしさを、今こそ一人でも多くの人に知っていただきたい。心からそう願ったからだ。

先生が入院されていたとき、私は時間のある限り病室に入り、側で先生の身体を揉んでいた。先生は半ば意識が混濁していたが、私の手が動いていると心地よさそうに眠り続ける状態であった。

亡くなられる数日前のことであったか、つい私もうとうとしてしまい、軽擦の手が止まってしまったことがある。すると、先生の身体が動いて、

「竹村、手が動いていない」

という声が響いた。

鍼灸に打ち込み、鍼灸に殉じた関先生らしい〝末期《まつご》の教え〟であったと思う。

私は一生、この一言を忘れることがないだろう。

この言葉は、先生の私への最後のメッセージだったと受け止めているからである。

鍼灸治療を施せば施すほど、患者から教わることの多さと、その奥深さを痛感する。自分としては、挫折を感じたことはあまりなかったし、スランプに陥った記憶もほとんどない。そんな暇すらなかった。ただ、とてつもなくきついときはあった。

そんなとき、一つのちっちゃな命が自分を救ってくれた。

弟子の土居由紀が私の甥《おい》との間に儲けた女の子で、理恵という。

あるとき、理恵の寝顔が、自分の亡くなった母親にそっくりで、驚いたことがある。親不孝だった自分には、母の手を引いて歩いた記憶はなかったが、よちよち歩きをする彼女の手を引いて歩いていると、その手のぬくもりから、母の手を引いて歩いているような気持ちになるのだ。幼い彼女の姿には「言い訳」も「嘘」も「体裁」もない。この小さな魂が、何度自分の心を救ってくれたことか。

不思議な縁で弟子となった土居由紀には、治療の手伝いを含め、私が教えたこと以上に師匠孝行をしてもらった。中でも、理恵と巡り合わせてくれたことが、彼女からの最大の孝行となったような気がしている。

指先一本でも楽になってもらうために全力を尽くせ。

関先生はそう言われ続けたが、本書は、とかく生きにくい現代社会のなかで、心身を損なわざるを得ない読者諸氏に、指先一本でもいいから楽になってほしいがために書いた一冊である。

鍼灸を、より爽快に生きていくために少しでもお役立ていただくことを願ってやまない。

最後に、学生をよき指導でまとめて下さった、東洋鍼灸専門学校の水上信明先生、落ちこぼれそうになる者を、全身全霊で救って下さった、よもぎ治療院の高尾好子先生には、どんなに感謝してもしきれないほどです。

この書の企画が始まったときから、新潮新書編集部の内田浩平氏と、構成の矢部純一氏のご両人は、自ら進んで私の鍼灸治療を受けて下さった。腰痛もなくなり、艶々《つやつや》した顔色になった矢部氏、落ち着いた風貌にガッツを感じさせる内田氏には、これからも質のよい仕事をしていただきたい。そして、患者となったご両人に、これからも感謝を込めて鍼を打ち続けていきます。

二〇〇六年三月

ネパール・マナンより帰って

竹村文近

【追記】当治療院では、私ひとりで治療を行っており、新しい患者さんを受け入れる余裕がまったくございません。治療をご希望の方は、筆者の施術を受け継ぐ治療院があります。そちらまでご相談下さい。よろしくお願い申し上げます。

写　真　岩間幸司（本扉裏、六八頁）
イラスト　小林純子（一七、四三、六五、九四頁）

筆者の施術を受け継ぐ治療院

①鍼灸石上治療院（東京都豊島区）TEL070-8440-0589
②鍼灸 DIAS（神奈川県横浜市）TEL045-482-6393
③鍼灸うちだ治療院（東京都新宿区）TEL03-6671-1861
④鍼灸大津治療院（愛知県名古屋市）TEL052-782-1123
⑤むろまち鍼灸（京都府京都市）TEL075-212-6859
⑥鍼灸かぐら（東京都杉並区）TEL03-3313-5989
⑦鍼灸あさのは（千葉県千葉市）TEL070-6969-3398
⑧鍼灸栗原治療院（千葉県野田市）TEL04-7199-2639
⑨鍼灸ひがし（東京都世田谷区）TEL03-6804-4318
⑩鍼灸ひがし分院（宮崎県えびの市）TEL080-8817-8674
⑪鍼灸河野治療院（神奈川県横浜市）TEL090-5775-9958
⑫鍼灸横山治療院（東京都府中市）TEL042-334-2663

（2024年7月末現在）

竹村文近　1948（昭和23）年東京生まれ。鍼灸師。78年に東洋鍼灸専門学校卒業。79年に鍼灸院を開業。鍼灸学校時代に関卓郎氏に師事。一回三十分で百本以上の鍼を打つ、独自の治療を続ける。

Ⓢ新潮新書

168

はり100本《ぽん》

鍼灸《しんきゅう》で甦《よみがえ》る身体《しんたい》

著　者　竹村文近《たけむらふみちか》

2006年5月20日　発行
2024年8月25日　11刷

発行者　佐　藤　隆　信

発行所　株式会社新潮社
〒162-8711　東京都新宿区矢来町71番地
編集部（03）3266-5430　読者係（03）3266-5111
http://www.shinchosha.co.jp

印刷所　大日本印刷株式会社
製本所　株式会社大進堂

ISBN978-4-10-610168-7　C0247